PRINCÍPIOS E PRÁTICAS DA
VENTILAÇÃO MECÂNICA EM ADULTOS

CB014388

PRINCÍPIOS E PRÁTICAS DA
VENTILAÇÃO MECÂNICA EM ADULTOS

Editor **George Jerre Vieira Sarmento**

Editores associados **Ana Maria Gonçalves Carr**

Matheus Masiero Scatimburgo

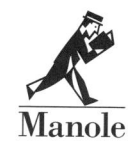

Manole

Copyright © Editora Manole Ltda., 2020 por meio de contrato com os editores

Editora gestora: Sônia Midori Fujiyoshi
Produção editorial: Rico Editorial

Projeto gráfico: Departamento Editorial da Editora Manole
Diagramação: Hidesign Estúdio Editorial
Ilustrações: Hidesign Estúdio Editorial
Capa: Plínio Ricca

CIP-BRASIL. CATALOGAÇÃO NA PUBLICAÇÃO
SINDICATO NACIONAL DOS EDITORES DE LIVROS, RJ

P952
Princípios e práticas da ventilação mecânica em adultos / coordenação George Jerre
Vieira Sarmento, Ana Maria Carr, Matheus Masiero Scatimburgo. – 1. ed. – Barueri
[SP]: Manole, 2020.
280 p.; 16 cm.

Inclui bibliografia e índice
ISBN 9788520457436

1. Respiradores (Medicina). 2. Respiração artificial. I. Sarmento, George Jerre
Vieira. II. Carr, Ana Maria. III. Scatimburgo, Matheus Masiero.

19-59774

CDD: 615.836
CDU: 615.816

Vanessa Mafra Xavier Salgado - Bibliotecária - CRB-7/6644

A Editora Manole é filiada à ABDR – Associação Brasileira
de Direitos Reprográficos

Edição – 2020

Editora Manole Ltda.
Av. Ceci, 672 – Tamboré
06460-120 – Barueri – SP – Brasil
Tel.: (11) 4196-6000
www.manole.com.br
https://atendimento.manole.com.br/

Impresso no Brasil
Printed in Brazil

Sumário

Sobre os editores

George Jerre Vieira Sarmento
Graduado pelo Centro Universitário Claretiano de Batatais (Ceuclar).
Pós-graduado em Fisioterapia Respiratória pela Universidade Cidade de São Paulo (Unicid).
Coordenador Técnico da Equipe de Fisioterapia do Hospital São Luiz Unidade Jabaquara.

Ana Maria Gonçalves Carr
Mestrado em Ciências (Fisiopatologia Experimental) pela Universidade de São Paulo.
Graduada em Fisioterapia – Faculdade de Filosofia, Ciências e Letras de Guarulhos.
Aprimoramento em Fisioterapia em Terapia Intensiva pela FMUSP.

Matheus Masiero Scatimburgo
Fisioterapeuta
Especialista em Fisioterapia Cardiorrespiratória pelo InCor – HCFMUSP

Sobre os autores

Alessandra Cristina Marques dos Santos
Especialização – Residência médica pela Universidade Federal de São Paulo.
Fisioterapeuta da Real e Benemérita Associação Portuguesa de Beneficência.

Alysson Roncally Silva Carvalho
Doutorado em Engenharia Biomédica pela Universidade Federal do Rio de Janeiro.
Professor Permanente da Universidade Federal do Rio de Janeiro.

Ângelo Roncalli Miranda Rocha
Mestrado em Medicina (Pneumologia) pela Universidade Federal de São Paulo.
Fisioterapeuta da Uncisal - Fundação Universitária de Ciências da Saúde de Alagoas.

Carmen Sílvia Valente Barbas
Doutorado em Pneumologia pela Universidade de São Paulo.
Médica e pesquisadora do Instituto Israelita de Ensino e Pesquisa Albert Einstein.

Carolina Fu
Doutorado em Ciências (Fisiopatologia Experimental) pela Universidade de São Paulo.
Docente da Universidade de São Paulo.

Corinne Taniguchi
Doutorado em Pneumologia pela Faculdade de Medicina da Universidade de São Paulo.

Edna Lavisio
Médica Intensivista e Cardiologista da Santa Casa de Misericórdia de Jacareí e do Hospital e Maternidade São Sebastião em Suzano.
Mestranda em Saúde da Criança e do Adolescente pela Unicamp.
Docente de Clínica Cardiorrespiratória para o curso de Fisioterapia; Biossegurança e Primeiros Socorros para o curso de Farmácia da Universidade Cruzeiro do Sul.

Fábia Leme Silva
Mestrado em Medicina (Pneumologia) pela Universidade Federal de São Paulo.
Supervisora de estágio enfermaria e UTI do Centro Universitário UNI-FEOB.

Igor Gutierrez Moraes
Mestrado em Ciências da Saúde pelo Hospital Sírio-Libanês.
Fisioterapeuta Professosr do Physio Cursos.

Jamili Anbar Torquato
Doutorado em Patologia pela Universidade de São Paulo.
Professora titular da Universidade Cruzeiro do Sul.

Lara Poletto Couto
Doutorado em Ciências pela Universidade de São Paulo.
RPA da Universidade de Santo Amaro.

Ligia dos Santos Roceto Ratti
Doutorado em Ciências da Cirurgia pela Universidade Estadual de Campinas.
Fisioterapeuta da Universidade Estadual de Campinas.

Luciana Castilho de Figueirêdo
Doutorado e mestrado em Ciências da Cirurgia, Área de Concentração Pesquisa Experimental, pela Faculdade de Ciências Médicas da Unicamp.
Especialização em Gestão Hospitalar Integrada pela UNIARA.

Luiz Alberto Forgiarini Junior
Doutorado em Ciências Pneumológicas pela Universidade Federal do Rio Grande do Sul
Sócio ativo da Associação Brasileira de Fisioterapia Cardiorrespiratória e Fisioterapia em Terapia Intensiva.

Marcos Cesar Ramos Mello
Especialização em Fisioterapia Cardiorrespiratória pelo Centro de Estudo do Hospital Maternidade Nossa Senhora de Lourdes.
Fisioterapeuta da Real e Benemérita Associação Portuguesa de Beneficência.

Marta Cristina Pauleti Damasceno
Mestrado em Saúde Coletiva pela Universidade Federal de São Paulo.
Coordenação de curso de pós graduação da Associação de Medicina Intensiva Brasileira.

Nadja Cristinne Silva Carvalho
Doutorado em Pulmonary Engineering pela Technical University of Dresden, Alemanha.

Nancy Rebeca Uricoechea Cortes
Gerente Administrativa at Geriacare & Respiratory Solution – Colômbia

Rodrigo Marques Tonella
Doutorado em Ciências da Cirurgia pela Universidade Estadual de Campinas.
Docente do curso de especialização da Fundação de Desenvolvimento da Unicamp.

Rosmari Aparecida Rosa Almeida de Oliveira
Mestrado em Ciências Médicas pela Universidade Estadual de Campinas.
Coordenadora Geral de Graduação da Pontifícia Universidade Católica de Campinas.

Ruy de Camargo Pires Neto
Doutorado em Patologia pela Universidade de São Paulo.
Pesquisador Colaborador da The University of Melbourne, Austrália

Samir Saher Neto
Especialização em Ventilação Mecânica pela Faculdade Nossa Senhora de Lourdes.
Professor Convidado do CEAFI.

Silvia Maria de Toledo Piza Soares
Doutorado em Ciências da Cirurgia pela Universidade Estadual de Campinas.

Wellington Pereira dos Santos Yamaguti
Doutorado em Fisiopatologia Experimental pela Faculdade de Medicina da Universidade de São Paulo.
Coordenador de Desenvolvimento do Hospital Sírio-Libanês.

Prefácio

A Fisioterapia tem evoluído e contribuído de maneira formidável nas últimas décadas para o tratamento do paciente crítico.

Neste contexto, tenho orgulho de vivenciar o progresso de George Sarmento, querido amigo, profissional sério e incansável, na busca contínua da melhor assistência fisioterápica ao paciente.

Posso afirmar que esta publicação será de grande aplicabilidade para os fisioterapeutas e importante fonte de informação aos graduandos.

Faço um paralelo, pedindo licença ao poeta americano Walter Whitman, citando o poema *Aproveita o dia* ... " Não deixes que termine sem ter crescido um pouco... Não abandones de tua vida algo extraordinário...

O conhecimento transforma e este livro contribuirá para o cuidado seguro. Sinto-me honrada e muito grata pela possibilidade de redigir este prefácio.

Christina De Paola

Indicações da ventilação mecânica | 1

Carolina Fu

INTRODUÇÃO

A ventilação mecânica (VM) ou suporte ventilatório consiste em um método de tratamento para pacientes com insuficiência respiratória aguda ou crônica agudizada, principais causas de internação em unidade de terapia intensiva (UTI).

Os objetivos da VM são manutenção das trocas gasosas pela correção da hipoxemia e da acidose respiratória associada à hipercapnia, alívio do trabalho da musculatura respiratória, reversão ou prevenção da fadiga da musculatura respiratória, diminuição do consumo de oxigênio e aplicação de terapêuticas específicas (Tabela 1).

INSUFICIÊNCIA RESPIRATÓRIA AGUDA

Definida como a incapacidade do sistema respiratório em manter a função de eliminar CO_2 do organismo e captar oxigênio para a célula. Além do sistema respiratório, outros sistemas (nervoso central, osteoneuromuscular e circulatório) atuam em harmonia para garantir uma perfeita troca gasosa.

TABELA 1   Indicações da ventilação mecânica invasiva

Proteção de vias aéreas e do parênquima pulmonar	Necessária para prevenir aspiração maciça de conteúdo gástrico na maioria dos pacientes com nível de consciência prejudicado
Correção de obstrução de vias aéreas superiores	Podem ocorrer em razão de deslocamento posterior da base da língua e tecidos moles adjacentes, trauma ou tumor de via aérea superior, formação de hematomas em indivíduos com distúrbio de coagulação, inalação de fumaça, reações alérgicas ou abcessos
Facilitação da higiene brônquica	Apesar de facilitar o acesso às vias aéreas em casos de hipersecreção pulmonar (fibrose cística, bronquiectasia), a intubação endotraqueal prejudica o mecanismo da tosse. Portanto, deve ser muito bem indicado neste caso
Redução do consumo de oxigênio pela musculatura respiratória	Em casos de instabilidade hemodinâmica grave, como o choque séptico ou choque cardiogênico, por exemplo, o aumento dos níveis de lactato e a acidose metabólica estimulam o *drive* respiratório. O resultado é o aumento da demanda da musculatura respiratória, que faz com que o consumo seja de 30 a 50% do oxigênio disponível
Situações de risco	Situações clínicas cuja gravidade deixa clara a indicação de VI. São elas: apneia, parada respiratória, parada cardiorrespiratória, cianose central persistente, fadiga muscular com uso de musculatura respiratória acessória e que tem grande risco de evoluir para parada respiratória ou cardiorrespiratória
Insuficiência respiratória	Devido à doença pulmonar intrínseca e hipoxemia, causando diminuição da PaO_2, resultado das alterações da ventilação/perfusão (até a expressão mais grave, o *shunt* intrapulmonar); função anormal da bomba ventilatória decorrente de impulso nervoso central (*drive* ventilatório) inadequado, incompetência dos músculos ventilatórios e demanda ventilatória excessiva

Uma adequada troca gasosa é determinada pela relação entre a ventilação pulmonar (V) e o fluxo sanguíneo (Q) que passa pelos capilares pulmonares (perfusão pulmonar). Tal relação recebe o nome de relação ventilação-perfusão (V/Q) (Figura 1). A troca gasosa pela barreira alvéolo–capilar recebe o nome de difusão, que também é um processo responsável pela boa manutenção dos gases sanguíneos.

A insuficiência respiratória é didaticamente classificada em hipoxêmica (tipo I), caracterizada pela falência na troca gasosa propriamente dita, ou hipercápnica ou ventilatória (tipo II), em que há falha na bomba ventilatória. Uma combinação dos dois tipos pode ocorrer.

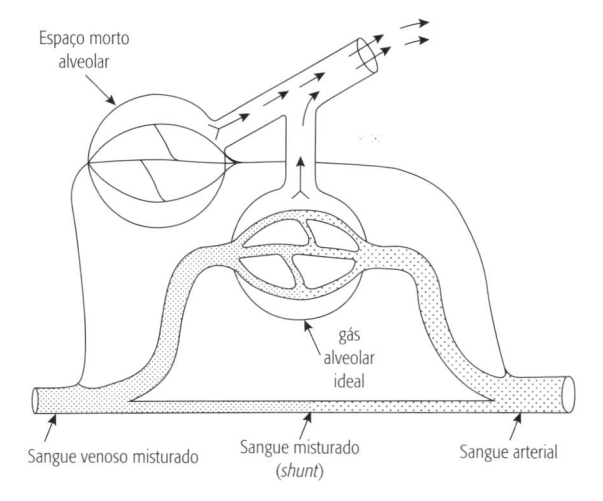

FIGURA 1   Esquema representativo da relação ventilação/perfusão.
Fonte: adaptada de IOM, 2000

Insuficiência respiratória hipoxêmica

Na insuficiência respiratória hipoxêmica (tipo I) geralmente são encontrados distúrbios na relação V/Q. Há pequena alteração nos níveis de CO_2 no sangue, uma vez que a alteração na troca deste gás é facilmente compensada pelo aumento na ventilação alveolar, associada à dispneia existente nessa situação. Dessa forma, trata-se de um distúrbio na oxigenação, seja na forma de oferta como também no consumo e na extração pela célula.

Os mecanismos que acarretam a hipoxemia:

1. Redução da PAO_2.
2. Hipoventilação alveolar.
3. Desequilíbrio da relação V/Q ($\leftrightarrow$).
4. *Shunt* direito → esquerdo.
5. Distúrbio da difusão.

Insuficiência respiratória hipercápnica

A ventilação alveolar é a responsável pela eliminação de CO_2 produzido pelo metabolismo e é garantida pelo correto funcionamento do complexo osteomioarticular do tórax, bem como do sistema gerador e condutor do impulso nervoso que gera a contração muscular que, por sua vez, promove a entrada de gás nos pulmões (Figura 2).

A característica dessa insuficiência é justamente a retenção de CO_2, que raramente ocorre em indivíduos saudáveis, já que a bomba ventilatória tem reserva suficiente para facilmente reverter qualquer elevação na $PaCO_2$. Nesse tipo de insuficiência respiratória pode haver hipoxemia relacionada à hipoventilação.

Os mecanismos que acarretam a hipercapnia:

1. *Drive* ventilatório inadequado.
2. Falência dos músculos ventilatórios.
3. Doenças neuromusculares.

4. Estados de má nutrição.
5. Distúrbios eletrolíticos.
6. Atrofia e descondicionamento dos músculos ventilatórios.
7. Demanda ventilatória excessiva.

Insuficiência respiratória crônica agudizada

É caracterizada pela descompensação aguda em pacientes com insuficiência respiratória crônica. Essa situação ocorre em pneumopatas crônicos ou em indivíduos com doença neuromuscular e disfunção ventilatória crônica, acarretando comprometimento do estado mental, hipoxemia grave e refratária e acidose respiratória progressiva.

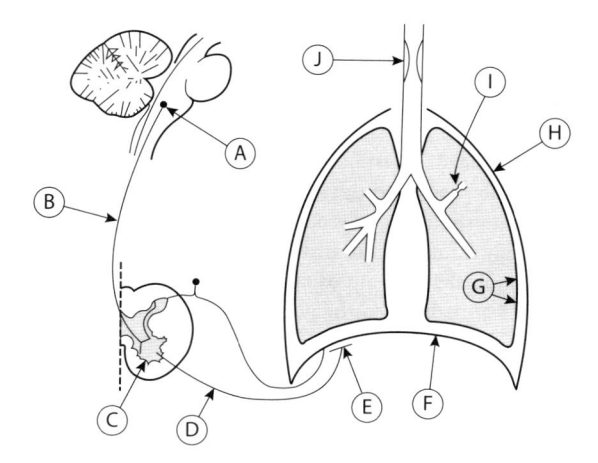

FIGURA 2 Esquema representativo da relação ventilação/perfusão. A: centro respiratório; B: nervos eferentes; C: marcapasso cardíaco; D: nervo frênico; E: diafragma; F: pleura parietal; G: pleura visceral; H: caixa torácica; I: obstrução de vias de condução; J: Obstrução de Traqueia.

A causa mais comum é a infecção de vias aéreas ou a pneumonia, que levam a estados de hipersecreção pulmonar, gerando aumento da resistência de vias aéreas consequente ao aumento do trabalho respiratório.

Além da desvantagem mecânica característica de pacientes com insuficiência respiratória crônica, a hipersecreção pulmonar colabora para a deterioração do quadro de base.

AVALIAÇÃO DA NECESSIDADE DE VENTILAÇÃO MECÂNICA

Não existem sintomas exclusivos para a IRpA. A dispneia – sensação de desconforto relacionada ao ato de respirar – é o principal sintoma da IRpA e geralmente origina-se de distúrbios respiratórios e cardiovasculares.

Outros sintomas da IRpA variam de acordo com a etiologia: febre e tosse para pneumonia; tosse produtiva, espirro, ortopneia para doenças obstrutivas das vias aéreas; dispneia paroxística noturna geralmente relacionada à insuficiência cardíaca congestiva ou à asma. Sintomas como sonolência durante o dia, prejuízo na percepção ou cefaleia podem ser indicativos de distúrbios durante o sono, já que estes acentuam a maioria dos distúrbios respiratórios. A cianose, o sinal mais importante da hipoxemia, somente se torna aparente na presença de 5 g/dL de desoxi-hemoglobina no sangue, ou seja, hipoxemia grave.

Alteração no padrão respiratório – uso da musculatura acessória da ventilação, batimento de asa de nariz, uso de musculatura expiratória, respiração paradoxal – é indicativa do desenvolvimento de IRpA. Edema de extremidades, baqueteamento digital, ausculta pulmonar com ruídos adventícios e taquipneia são sinais inespecíficos, assim como o restante do exame físico.

Exames laboratoriais

O principal exame laboratorial para o diagnóstico e o acompanhamento da IRpA é a gasometria arterial, atentando-se aos valores de pH, PaO_2 e $PaCO_2$, que devem ser avaliados em função da idade, da pressão barométrica, da fração inspirada de O_2, da gasometria arterial basal do paciente e da velocidade de instalação do quadro. Os critérios gasimétricos que determinam a insuficiência respiratória aguda são: PaO_2 < 55 a 60 mmHg (ao nível do mar e com suplementação de oxigênio) e $PaCO_2$ > 45 a 50 mmHg, com pH sanguíneo < 7,35.

A oximetria de pulso é um método não invasivo confiável e de fácil utilização na avaliação contínua da hipoxemia, mas ainda não existe um método similar para o acompanhamento dos valores de CO_2.

Outros exames laboratoriais auxiliam na determinação de doenças de base. Além disso, a avaliação dos níveis séricos de eletrólitos permite averiguar distúrbios que possam ser a causa de alteração do nível de consciência, por exemplo, uma potencial causadora de IRpA.

Radiografia de tórax

Pode ser o teste diagnóstico definitivo, como em casos de pneumotórax. Geralmente a radiografia de tórax complementa a avaliação, evidenciando hipotransparência, caso exista preenchimento alveolar – como na pneumonia, atelectasia – ou hipertransparência, como é o caso do enfisema pulmonar.

Teste de função pulmonar

A espirometria simples fornece dados importantes como: capacidade vital, VEF_1 e pico de fluxo expiratório, além de volume corrente, volume–minuto (VM) e ventilação voluntária máxima, sendo este último indicativo da *endurance* dos músculos ventilatórios.

TABELA 2 Parâmetros para indicação da ventilação mecânica

Parâmetros	Normal	Indicação de VM
Volume corrente (mL/kg)	5 a 8	< 5
Capacidade vital (mL/kg)	65 a 75	< 50%
Capacidade residual funcional (% do valor predito)	50 a 60	< 10
Frequência respiratória (ipm)	12 a 20	> 35
Pressão inspiratória máxima (cmH$_2$O)	80 a 100	> -25
Pressão expiratória máxima (cmH$_2$O)	80 a 100	< +25
Volume–minuto (L/min)	5 a 6	> 10
Ventilação voluntária máxima (L/min)	120 a 180	< 2 x VM
Relação espaço morto/volume corrente (%)	25 a 40	> 60
PaO$_2$ (mmHg)	75 a 100	< 50
PaCO$_2$ (mmHg)	35 a 40	> 50
P$_{A-a}$O$_2$ (FiO$_2$ = 1) (mmHg)	25 a 65	> 350
PaO$_2$/FiO$_2$ (mmHg)	350 a 450	< 200
Shunt intrapulmonar (%)	< 5	> 20

BIBLIOGRAFIA

Aldrich TK, Prezant DJ. Indications for mechanical ventilation. In: Tobin MJ, editor. Principles and practice of mechanical ventilation. New York: Mc-Graw-Hill; 1994. p. 155-189.

Carvalho CCR, Junior CT, Franca SA. Ventilação mecânica: princípios, análise gráfica e modalidades ventilatórias. III Consenso Brasileiro de Ventilação Mecânica. J Bras Pneumol. 2007;33(Suppl 2):S54-S70.

Carvalho CRR, Ferreira JC. Insuficiência respiratória. In: Carvalho CRR, editor. Fisiopatologia respiratória. Série Fisiopatologia clínica, vol. 3. São Paulo: Atheneu; 2006. p. 99-112

Ciesla DC. Fisioterapia associada a insuficiência respiratória. In: DeTurk WE, Cahalin LP, editores. Fisioterapia cardiorrespiratória baseada em evidências. São Paulo: Artmed; 2007. p. 553-604

Crespo AS, Carvalho AF. Insuficiência respiratória aguda. In: Carvalho CRR, editor. Ventilação mecânica: Volume I – Básico. São Paulo: Atheneu; 2003. p. 31-55.

Esteban A, Anzueto A, Alía I, Gordo F, Apezteguía C, Pálizas F, et al. How is mechanical ventilation employed in the intensive care unit? An international utilization review. Am J Respir Crit Care Med. 2000;161(5):1450-8.

Franca SA, Toufen C Jr, Hovnanian AL, Albuquerque AL, Borges ER, Pizzo VR, Carvalho CR. The epidemiology of acute respiratory failure in hospitalized patients: a Brazilian prospective cohort study. J Crit Care. 2011;26(3):330.e1-8.

Goldwasser RS. Desmame da ventilação mecânica. In: Carvalho CRR, editor. Ventilação Mecânica: Volume I – Básico. São Paulo: Atheneu; 2003. p. 271-304.

Gonçalves JL. Indicações para a ventilação mecânica. In: Carvalho CRR, editor. Ventilação mecânica: Volume I – Básico. São Paulo: Atheneu; 2003. p. 57-68.

Guyton AC, editor. Tratado de fisiologia médica. São Paulo: Guanabara-Koogan; 1992. p. 370-377.

Keenan SP, Sinuff T, Burns KE, Muscedere J, Kutsogiannis J, Mehta S, et al.; Canadian Critical Care Trials Group/Canadian Critical Care Society Noninvasive Ventilation Guidelines Group. Clinical practice guidelines for the use of noninvasive positive-pressure ventilation and noninvasive continuous positive airway pressure in the acute care setting. CMAJ. 2011;183(3):E195-214.

Leff AR, Schumacker PT, editores. Fisiologia respiratória: fundamentos e aplicações. Rio de Janeiro: Interlivros; 1996. p. 51-60.

Lumb AB, editor. Nunn's applied respiratory physiology. 5th ed. Oxford: BH; 2000. p. 173-5; 515.

Miethke-Morais A, Ayres PPMR. Indicações de ventilação mecânica. In: Carvalho CCR, Ferreira JC, Costa ELV, editors. Ventilação mecânica: princípios e aplicação. São Paulo: Atheneu; 2015. p. 15-18.

Mörch ET. History of mechanical ventilation. In: Kirby RR, Banner MJ, Downs JB, editors. Clinical applications of ventilatory support. London: Churchill Livingstone; 1990.

Okamoto VN, Carvalho CRR. Insuficiência respiratória aguda. In: Carvalho CCR, Ferreira JC, Costa ELV, editores. Ventilação mecânica: princípios e aplicação. São Paulo: Atheneu; 2015. p. 3-13.

West JB, editor. Fisiologia respiratória. 6ª ed. Barueri: Manole; 2002. p. 51-70.

West JB, editor. Fisiopatologia pulmonar moderna. 4ª ed. Barueri: Manole; 1996. p. 145-158

2 | Parâmetros ventilatórios

Ana Maria Gonçalves Carr
George Jerre Vieira Sarmento
Matheus Masiero Scatimburgo

INTRODUÇÃO

Atualmente, a ventilação mecânica pulmonar é usada rotineiramente nas unidades de terapia intensiva para manter a vida de pacientes em estado grave. Deve ser iniciada o mais precocemente possível ou, pelo menos, após terem sido esgotadas todas as tentativas de suporte ventilatório não invasivo.

A partir do momento em que se opta por intubar o paciente, o primeiro passo é escolher o tipo de ventilação, limitada à pressão ou ao volume. Essa escolha depende da idade, da doença e do tipo de aparelho disponível no hospital. O passo seguinte é a adequada regulagem dos parâmetros do ventilador mecânico escolhido.

VOLUME CORRENTE

Na ventilação mecânica a volume controlado, o volume corrente (Vt) é mantido constante, sendo o fator de ciclagem do respirador. É recomendado utilizar Vt 6 mL/kg/peso predito. Reavaliar de acordo com a evolução do quadro clínico.

Peso corporal predito:

- Homens: 50 + 0,91 × (altura em cm - 152,4)
- Mulheres: 45,5 + 0,91 × (altura em cm - 152,4)

No pulmão, deve-se observar excesso de volume injetado, que pode gerar altas pressões de insuflação, proporcionando rotura alveolar e aumento do risco de barotrauma.

Uma vez estabelecidos os parâmetros iniciais, observar as curvas de volume corrente, pressão e fluxo, a fim de constatar se os valores estão dentro do previsto e se não há necessidade de reajuste imediato.

FRAÇÃO INSPIRADA DE OXIGÊNIO

É recomendável que se inicie a ventilação mecânica com FiO_2 de 100%. Após 30 minutos, deve-se reduzir progressivamente para concentrações mais seguras, objetivando uma $FiO_2 < 0,4$. O ideal é manter uma FiO_2 suficiente para obter SaO_2 entre 93 e 97%, sem expor o paciente ao risco de toxicidade pelo oxigênio. As trocas de decúbito são prioritárias para a função pulmonar e principalmente para estabelecer uma ideal relação ventilação/perfusão (VA/Q).

FREQUÊNCIA RESPIRATÓRIA

A frequência respiratória (f) deve ser ajustada de acordo com a necessidade do paciente (nos modos assistidos). Em geral, recomenda-se uma frequência respiratória de 12 a 16 ipm para a maioria dos pacientes estáveis.

Deve-se ficar atento para o desenvolvimento de autoPEEP com altas frequências respiratórias, geralmente acima de 20 ipm.

Em pacientes com doenças obstrutivas do fluxo expiratório e hiperinsuflação, recomenda-se uma frequência respiratória mais baixa (< 12 ipm), tornando maior o tempo para exalação.

Em pacientes com doenças restritivas pode-se utilizar frequência respiratoria mais elevada (> 20 ipm) em razão da menor constante de tempo expiatório.

PAUSA INSPIRATÓRIA

Serve para que o gás injetado no pulmão se espalhe homogeneamente. Pode ser determinada em unidade de tempo ou em percentual do tempo expiratório.

Atentar-se à relação I:E, pois a pausa inspiratória contribui para a diminuição do tempo exalatório.

FLUXO INSPIRATÓRIO

A importância da escolha do pico de fluxo inspiratório é diferente entre os ciclos assistidos e os ciclos controlados. Nos ciclos controlados a escolha do pico de fluxo determinará a velocidade com que o volume corrente será ofertado, determinando, consequentemente, a relação I:E para aquela frequência respiratória e o pico de pressão nas vias aéreas. Sendo assim, para um dado ajuste de volume corrente e de frequência respiratória, um maior pico de fluxo se correlaciona com um menor tempo inspiratório e um maior pico de pressão nas vias aéreas. Acredita-se que a forma de onda quadrada gere uma menor pressão média de vias respiratórias e menos prejuízos hemodinâmicos.

Pode-se definir a onda de fluxo, por exemplo, "quadrada" ou "descendente" na ventilação convencional ciclada a volume, isto é, mantém-se um fluxo constante ou desacelerante durante a inspiração.

Nos ciclos controlados, um pico de fluxo entre 40 e 60 L/min é, em geral, suficiente e deve ser mantido o PIP (Pico de Pressão Inspiratória) < 40 cmH$_2$O.

RELAÇÃO INSPIRAÇÃO:EXPIRAÇÃO

O objetivo é regular a frequência respiratória com fluxo inspiratório ou tempo inspiratório visando a manter inicialmente a relação I:E entre 1:2 e 1:3. Durante a ventilação mecânica, essa relação dependerá do volume corrente, da frequência respiratória, do fluxo inspiratório e da pausa inspiratória.

Em pacientes com obstrução do fluxo expiratório e hiperinsuflação, recomenda-se uma uma frequência respiratória mais baixa (< 12 ipm) e, consequentemente, uma relação I:E < 1:3.

Em pacientes hipoxêmicos, relações I:E mais próximas de 1:1 aumentam o tempo de troca alveolo capilar, promovendo, consequentemente, melhora na oxigenação.

PRESSÃO EXPIRATÓRIA FINAL POSITIVA

A PEEP é uma pressão acima da pressão atmosférica, aplicada no final da expiração. Quando a pressão positiva é aplicada durante a ventilação, o termo PEEP é mantido, mas, quando aplicada durante a respiração espontânea, o termo CPAP é usado. O valor recomendado seria o fisiológico, que gira em torno de 3 a 5 cmH$_2$O, salvo em situações de doenças como SDRA, em que o valor da PEEP deverá ser ajustado de acordo com a hipoxemia apresentada pelo doente. O uso de altos níveis de PEEP pode ser considerado para promover a melhora da oxigenação. É importante salientar que o uso de níveis altos de PEEP pode resultar em implicações hemodinâmicas; nesse caso, o paciente deve ser devidamente monitorado.

SENSIBILIDADE

A sensibilidade traduz o esforço despendido pelo paciente para disparar uma nova inspiração assistida pelo ventilado. A isso denomina-se *trigger* ou disparo. Os disparos mais utilizados no dia a dia são os disparos a tempo (modo controlado pelo ventilador) e pelo paciente (disparos a pressão e a fluxo). O ventilador pode ser sensível ao nível de pressão (medido em cmH_2O) ou a fluxo (medido em L/min).

A sensibilidade do ventilador deve ser ajustada para o valor mais sensível ao paciente, evitando-se o autodisparo.

O sistema de disparo por pressão é encontrado na maioria dos ventiladores, sendo recomendado o valor de -0,5 a -2 cmH_2O. O sistema de disparo a fluxo ocorre quando o paciente gera uma mudança no fluxo do circuito do ventilador até um nível predefinido (usualmente entre 1–5 L/min), sendo considerado o disparo a fluxo uma forma a qual parece proporcionar melhor interação com o paciente.

Durante os modos assistidos de ventilação, a sensibilidade do ventilador deve ser finamente ajustada, pois o ventilador pode autociclar se estiver muito sensível, ou requer pressões muito negativas se a sensibilidade for demasiadamente alta. O ventilador ainda pode ser disparado pelo estímulo neural (modo NAVA).

ALARMES

Deve-se regular os alarmes de forma individualizada, usando critérios de especificidade e sensibilidade adequados para o quadro clínico. Deve-se regular o *back-up* e os parâmetros específicos de apneia se disponíveis no equipamento.

RESUMO

Itens	Parâmetros	Recomendações
Volume corrente (Vt)	Utilizar 6 mL/kg/peso predito	Peso corporal predito: ■ Homens: 50 + 0,91 × (altura em cm – 152,4) ■ Mulheres: 45,5 + 0,91 × (altura em cm – 152,4)
PEEP	3 a 5 cmH$_2$O (fisiológico)	Avaliar a necessidade de acordo com quadro clínico e exames realizados
Frequência respiratória	12 a 16 ipm	Atentar-se para o desenvolvimento de autoPEEP com altas frequências respiratórias, geralmente > de 20 ipm
Relação I:E	1,2; 1,3	Ajustar tempo inspiratório ou fluxo inspiratório de acordo com a relação I:E
FiO$_2$	Recomendado iniciar com 100%	Após 30 minutos reduzir progressivamente a concentrações mais seguras (< 0,4); o ideal é manter uma SaO$_2$ de 93 a 97%
Trigger (disparo)	A sensibilidade do ventilador deve ser ajustada para o valor mais sensível ao paciente, evitando-se o autodisparo	A pressão orienta-se de -0,5 a -2 cmH$_2$O
Fluxo inspiratório	Nos ciclos controlados, fluxo de 40 a 60 L/min é suficiente	Quanto maior o fluxo inspiratório, menor o tempo inspiratório, aumentando assim o tempo exalatório

COMPLEMENTO

■ Atentar-se sempre à pressão motriz (*driving pressure*/pressão de distensão), a qual não deve exceder 15 cmH$_2$O.

- Reduzir as oscilações da pressão motriz inspiratória dos pulmões (*driving pressure*/pressão de distensão) influencia diretamente a queda da mortalidade entre pacientes submetidos à ventilação mecânica. O ajuste da ventilação reduz o risco de inflamação nos pulmões e da propagação para outras partes do corpo.
- Proporcionar o repouso muscular por 24 a 48 horas nos casos de fadiga muscular respiratória e de instabilidade hemodinâmica.
- Em pacientes com idade avançada, uso prolongado de modos controlados, desnutridos, sob uso de corticoides, bloqueadores neuromusculares e hipotireoidismo, dar especial atenção à avaliação da função da musculatura respiratória, principalmente quando o objetivo é a extubação.

BIBLIOGRAFIA

Amato MBP, Barbas CSV, Medeiros DM, Magaldi RB, Schettino GPP, Lorenzi-Filho G, et al. Effect of a protective ventilation strategy on mortality in the acute respiratory distress syndrome. N Engl J Med. 1998;338:347-54.

ARDSNet. Ventilation with lower tidal volumes as compared with traditional tidal volumes for acute lung injury and the acute respiratory distress syndrome. N Engl J Med. 2000;342:1301-8.

Azeredo CAC. Fisioterapia respiratória moderna. Barueri: Manole; 2002.

Barbas CS, de Matos GF, Pincelli MP, da Rosa Borges E, Antunes T, de Barros JM, et al. Mechanical ventilation in acute respiratory failure: recruitment and high positive end-expiratory pressure are necessary. Curr Opin Crit Care. 2005;11(1):18-28.

Barbas CSV, Amato MBP, Rodrigues Jr M. Técnicas de assistência ventilatória em condutas do paciente grave. 1998:321-52.

Calfee CS, Matthay MA. Recent advances in mechanical ventilation. Am J Med. 2005;118(6):584-91.

Carvalho CRR, editor. Ventilação mecânica: Volume I – Básico. São Paulo: Atheneu; 2000.

Chiumello D, Pelosi P, Calvi E, Bigatello LM, Gattinoni L. Different modes of assisted ventilation in patients with acute respiratory failure. Eur Respir J. 2002;20(4):925-33.

Felix VN. Terapia intensiva adulto-pediatria/RN. São Paulo: Sarvier; 1997.

Hoff, FC. Dois modos de ciclagem em pressão suporte: estudo da mecânica respiratória, conforto ventilatório e padrões de assincronia, [Dissertação de Mestrado]. Porto Alegre: Universidade Federal do Rio Grande do Sul, 2008.

Isola AM, Rodrigues RG. Ventilação mecânica básica e modos convencionais de ventilação mecânica. In: Senra D. Tratado de medicina intensiva. São Paulo: Atheneu; 2013.

Kao CC, Jain S, Guntupalli KK, Bandi V. Mechanical ventilation for asthma: a 10-year experience. J Asthma. 2008;45(7):552-6.

Knobel E. Condutas no paciente grave, vol. 1. São Paulo: Atheneu; 2002.

Ruiz RM, Bigatello LM, Hess D. Mechanical ventilation. In: Hurford WE, Bigatello LM, Hess D. Critical care handbook of the Massachusetts General Hospital. 3rd ed. Philadelphia: Lippincott Williams & Wilkins; 2000. p. 80-98.

Santanilla JI, Daniel B, Yeow ME. Mechanical ventilation. Emerg Med Clin North Am. 2008;26(3):849-62.

Serpa Neto A, Cardoso SO, Manetta JA, Pereira VG, Espósito DC, Pasqualucci Mde O, et al. Association between use of lung-protective ventilation with lower tidal volumes and clinical outcomes among patients without acute respiratory distress syndrome: a meta-analysis. JAMA. 2012;308(16):1651-9.

Tobin MJ, Jubran A, Laghi F. Patient-ventilator interaction. Am J Respir Crit Care Med. 2001;163:1059-63.

Modos ventilatórios básicos

Fabia Leme
Marta Cristina Pauleti Damasceno

INTRODUÇÃO

A monitoração da interação paciente-ventilador encontra-se cada vez mais minuciosa. No entanto, o conhecimento sobre o funcionamento básico dos ventiladores e o conhecimento detalhado da fisiologia respiratória continua sendo a base do sucesso ventilatório na prática clínica.

Um dos principais objetivos da ventilação mecânica é aliviar o trabalho respiratório do paciente. Para isso, a pressão positiva deve enfrentar as resistências que o sistema respiratório apresenta, desde vias aéreas de condução até a expansão dos alvéolos e da caixa torácica para que ocorra a troca gasosa. Portanto, há algumas diferenças no que diz respeito ao movimento do ar em respiração espontânea e durante a instituição da pressão positiva.

MECÂNICA RESPIRATÓRIA

Durante a respiração com pressão negativa normal, a pressão alveolar é reduzida em relação à pressão atmosférica. Isso é obtido por meio da contração dos músculos inspiratórios, o que promove um aumento do volume dos alvéolos e, consequentemente, reduz a pressão alveolar segundo a lei de Boyle, em que: P1V1 = P2V2 (em temperatura constante).

A fase inspiratória termina com o fim da contração concêntrica dos músculos respiratórios e, sem o funcionamento da bomba muscular, a força de recuo elástico do tecido pulmonar permite a expiração passiva ou sem a contração efetiva de músculos expiratórios.

O espaço intrapleural antes da inspiração (em que o fluxo é zero) apresenta uma pressão negativa, ou seja, levemente subatmosférica, mesmo quando os músculos inspiratórios não estão se contraindo. Essa pressão intrapleural negativa é causada principalmente pela interação mecânica entre pulmão e caixa torácica. Ao final da expiração, quando não há atividade dos músculos respiratórios, o pulmão e a caixa torácica apresentam movimentos opostos. O pulmão tende a reduzir seu volume por conta da retração elástica interna das paredes alveolares e a caixa torácica tende à direção oposta pela retração elástica externa. Assim, como consequência dessa interação, é gerada uma pressão negativa na superfície do estreito espaço pleural, o que garante ao final da expiração normal unidades alveolares abertas constituindo o volume de repouso. Quando é realizada a contração dos músculos inspiratórios, a pressão intrapleural torna-se mais negativa, retornando ao valor inicial ao final da expiração.

Quando se institui que a entrada de ar vai ocorrer por administração de pressão positiva, modifica-se toda a fisiologia normal dos gradientes pressóricos do sistema respiratório. Chama-se pressão positiva aquela imposta por um gerador capaz de superar a pressão atmosférica.

Com a falência da bomba respiratória, o ventilador mecânico assume o controle da função da ventilação alveolar e da oxigenação arterial.

Um tubo orotraqueal conectado a uma bexiga é um modelo linear e simplificado do sistema respiratório. A pressão gerada à extremidade distal do tubo em contato com a bexiga (Figura 1 P1) representa a pressão elástica do sistema, enquanto o diferencial de pressão entre as duas extremidades do tubo (Figura 1 P2) representa a pressão resistiva do sistema. Portanto, a pressão aplicada à extremidade proximal do tubo (Figura 1 PT) representa a pressão resistiva mais a pressão elástica. A pressão positiva (supra-atmosférica) gerada pelos ventiladores de pressão positiva necessita vencer o componente resistivo e elástico do sistema respiratório para manter uma ventilação adequada.

A aplicação de um fluxo nesse sistema gera um aumento abrupto da pressão representando o elemento resistivo; em seguida ocorre um aumento linear da pressão respiratória, representando o elemento elástico (Figura 2). Portanto, a máxima pressão lida no manômetro de um ventilador (pressão de pico) é a soma da pressão elástica com a pressão resistiva, o que traduz a pressão total do sistema respiratório. No final da inspiração, com o fim do fluxo inspiratório, se uma pausa for aplicada, retardando o início da fase expiratória, a pressão diminui a um valor proporcional ao da pressão resistiva, tornando nesse momento a pressão de via aérea igual à pressão elástica (pressão platô) do sistema respiratório, que equivale à pressão alveolar.

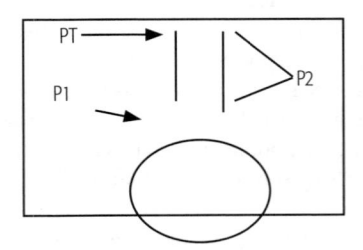

FIGURA 1 Representação simplificada do componente elástico (P1) e do componente resistivo (P2) do sistema respiratório

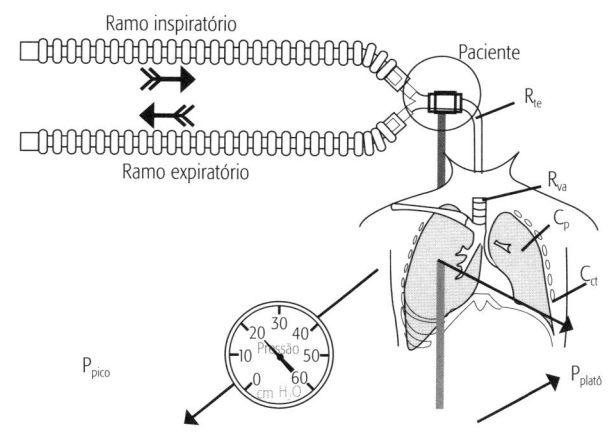

FIGURA 2 Leitura da pressão de pico e da pressão platô no manômetro do ventilador mecânico. R_{te}: resistência do tubo endotraqueal; R_{va}: resistência de vias aéreas; C_p: complacência pulmonar; C_{ct}: complacência de caixa torácica.

A pressão necessária para vencer esses componentes pode ser gerada pela contração dos músculos respiratórios e pela aplicação de pressão positiva, que no caso não necessariamente precisa da ação muscular ou da interação entre a contração muscular e a aplicação de uma pressão positiva. Isso justifica o fato de existirem vários modos de controlar a interação paciente-ventilador.

Com a leitura dessas duas pressões no manômetro dos ventiladores mecânicos é possível obter os valores de complacência e resistência (Figura 3) do sistema respiratório, bem como estabelecer a equação do movimento dos gases (Figura 4).

A ventilação mecânica é realizada por meio de ciclos ventilatórios (Figura 5), apresentando duas fases: inspiratória e expiratória. O respirador abre a válvula inspiratória para a liberação do fluxo de

Complacência = volume corrente dividido por $P_{platô}$ menos PEEP

$$\frac{\text{volume corrente}}{P_{platô} - PEEP}$$

Resistência = P_{pico} menos $P_{platô}$ dividido por Fluxo

$$\frac{P_{pico} - P_{platô}}{Fluxo}$$

FIGURA 3   Fórmulas de mensuração de complacência e resistência do sistema respiratório

$$P_{inspiratória} = P_{resistiva} + P_{elástica}$$

$$P_{inspiratória} = (R \times \Delta V') + (E \times \Delta V)$$

FIGURA 4   Cálculo da pressão inspiratória

ar, iniciando a inspiração, isso é chamado disparo e, ao final da inspiração, a válvula inspiratória se fecha, ocorrendo concomitantemente a abertura da válvula expiratória com a saída passiva do ar. A passagem da inspiração para expiração é chamada ciclagem do respirador.

Variáveis que fazem parte do movimento do ar através do sistema respiratório:

- Fluxo: corresponde à velocidade de entrada do ar, que pode ocorrer de forma rápida ou lenta. A unidade de medida é L/m. Pode ser graficamente representado de forma positiva durante a inspiração e de forma negativa durante a expiração.
- Volume: é a quantidade de gás que o pulmão acomoda até o final da inspiração. É definida como a integral do fluxo em relação ao tempo. A unidade de medida pode ser em mililitros (mL) ou litros (L).
- Pressão: é a tensão que as moléculas de gás exercem dentro do sistema respiratório. A unidade de medida é cmH_2O.

CICLO RESPIRATÓRIO

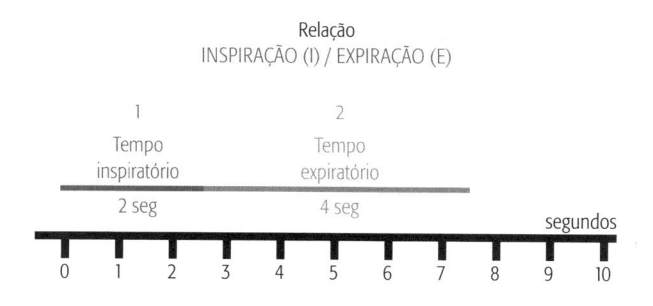

FIGURA 5 Representação esquemática do ciclo respiratório

DISPARO DO VENTILADOR

O ciclo inspiratório pode ser iniciado por esforço muscular do paciente ou por critério de tempo com o ajuste frequência respiratória. Os mecanismos de disparo do ventilador mecânico são:

- **Disparo a tempo:** o início da inspiração é determinado pelo ajuste do comando da frequência respiratória. O início do ciclo inspiratório independe do esforço do paciente. O ajuste da frequência respiratória determina a relação da inspiração com a expiração. Para o ajuste inicial da frequência respiratória deve ser considerada a frequência respiratória normal, que pode ser entre 12 e 14 respirações por minuto deve ser reavaliada de acordo com a ventilação alveolar desejada, respeitando a relação inspiração/expiração.

- **Disparo a pressão:** o início da inspiração ocorre com queda da pressão nas vias aéreas gerada pela contração dos músculos inspiratórios. Para que isso ocorra se faz necessário o ajuste do comando de sensibilidade pressórica para abertura da válvula inspiratória do ventilador. O valor da sensibilidade à pressão ajustada inicialmente deve ser de no máximo 2 cmH$_2$O, mas posteriormente deve ser avaliada se há autodisparo ou esforços não atendidos pela máquina.
- **Disparo a fluxo:** o início da inspiração ocorre com queda do fluxo, presente no circuito do respirador e gerada pela contração dos músculos inspiratórios.

A válvula inspiratória é aberta após a queda do fluxo pré-ajustado, a partir de um fluxo de base mantido constantemente no circuito do ventilador.

O valor da sensibilidade a fluxo inicial deve ser ajustado com base no fluxo de retroalimentação do circuito e comumente sugere-se que não ultrapasse 50% desse valor. Por exemplo, para um fluxo de retroalimentação de 6 L/min, a sensibilidade ajustada não deve ultrapassar 3 L/min. Posteriormente deve ser avaliada a presença de autodisparo ou esforços não atendidos pela máquina.

FASE INSPIRATÓRIA

A fase inspiratória será interrompida e a expiração acontecerá passivamente. A transição entre inspiração e expiração denomina-se ciclagem. Os mecanismos de ciclagem do ventilador mecânico estão detalhados a seguir.

Ciclagem a volume

Neste modo o ventilador interrompe a inspiração, ou seja, "cicla" quando o volume programado for atingido, determinando o modo ventilatório a volume controlado VCV.

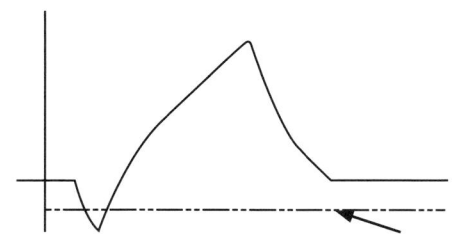

FIGURA 6   Disparo a pressão. A seta indica o momento zero, ou seja, o momento de disparo do ventilador após o esforço do paciente.

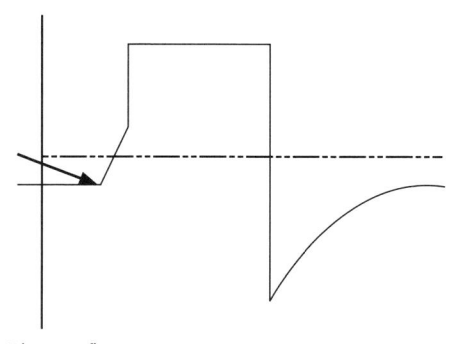

FIGURA 7   Disparo a fluxo.

Com a determinação do volume, necessariamente deverá ocorrer a programação da velocidade de deslocamento, o que será possível por meio do ajuste do fluxo.

Esse fluxo pode ser quadrado ou constante, descendente, ascendente ou senoidal. Isso representa a forma pela qual o ar se deslocará nas vias aéreas (Figura 8). O ajuste do valor e a forma de administração do fluxo podem contribuir para diferentes valores de pressão nas vias aéreas.

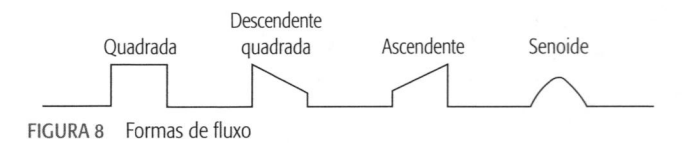

FIGURA 8 Formas de fluxo

O fluxo desacelerado pode resultar em menor pressão nas vias aéreas, pois o maior deslocamento de ar ocorre no início da inspiração, período em que o pulmão encontra-se parcialmente "vazio" e com menor volume.

O fluxo e a frequência determinam a relação I:E. O valor do fluxo determina o tempo inspiratório, mas o ciclo será finalizado quando o volume programado tiver sido atingido. Nessa forma de ciclagem existe a possibilidade de ajuste de uma pausa inspiratória, na qual o ar permanece parado (pausa estática) no interior do pulmão, o que favorece a leitura da pressão alveolar.

A pressão nas vias aéreas não é predeterminada, ou seja, é proporcional ao volume e ao fluxo ajustado e também sofre a influência da variação de resistência e complacência do sistema respiratório. Aplicar a equação do movimento dos gases às características da ciclagem a volume pode facilitar a compreensão:

$$P = V/C_{est} + \text{fluxo} \times \text{resistência}$$

Como se controla o V (volume) e o fluxo estes são diretamente proporcionais às pressões alcançadas nas vias aéreas, a cada aumento de V ou fluxo haverá um aumento da pressão nas vias aéreas. Essa forma surge quando a complacência do paciente se encontra reduzida ou a resistência aumentada, maior a dificuldade do ar entrar e maior a pressão gerada na via aérea.

Nessa forma de ciclagem, mesmo quando disparada pelo paciente, a velocidade do ar (fluxo) ou o volume programado permanece

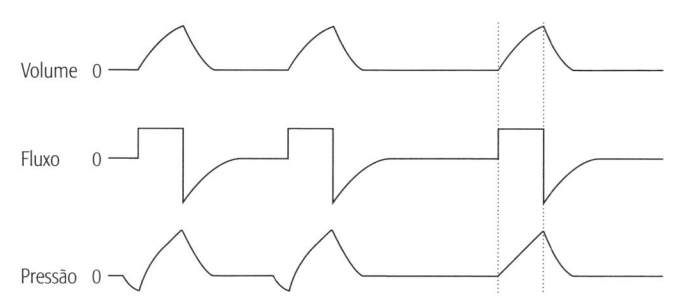

FIGURA 9   Representação gráfica das curvas volume × tempo, fluxo × tempo e pressão × tempo na ciclagem a volume, sem pausa inspiratória, com esforço inspiratório e sem esforço inspiratório do paciente.

igual, independentemente do esforço gerado pelo paciente, o que pode contribuir para o aumento do trabalho respiratório e causar assincronias quando ajustados fluxos inadequados.

Ajustes dos parâmetros no modo ventilação com controle de volume (VCV)
Volume corrente

A escolha do volume programado usualmente ocorre com base no peso corporal do paciente, em virtude da não-praticidade da mensuração de peso dos acamados. Atualmente sugere-se que o peso estimado seja determinado por altura e sexo, seguindo as fórmulas:

$$\text{Homens} = 50 + 0,91 \text{ (altura em cm } -152,4)$$

$$\text{Mulheres} = 45 + 0,91 \text{ (altura em cm } -152,4)$$

A programação do volume deve ser acompanhada da rigorosa monitoração da pressão gerada nas vias aéreas, sendo tolerados valores de segurança de pressão de pico até 40 cmH$_2$O e pressão platô até 32 cm H$_2$O.

Fluxo inspiratório

A velocidade de deslocamento de ar pré-programada determina o tempo inspiratório e consequentemente o tempo total do ciclo. O ajuste inicial deve garantir minimamente um tempo expiratório duas vezes maior do que o tempo inspiratório, o que resulta aproximadamente em uma relação de 1:2.

O ajuste criterioso de fluxo deve considerar a demanda ventilatória do paciente quando nas respirações assistidas e as particularidades da constante de tempo de cada paciente que é dependente dos componentes resistivos e elásticos do sistema respiratório, seguindo a fórmula:

$$CT_{(complacência\ total)} = C_{(complacência)} \times R_{(resistência)}$$

Ciclagem a pressão

Forma de ciclagem na qual a pressão máxima a ser atingida é pré-programada e alcançada a depender de um fluxo também pré-ajustado. Dessa forma, com ajuste do fluxo e da pressão o volume gerado é resultante. O valor do volume gerado depende também das características do pulmão, como complacência e resistência.

Ciclagem a tempo

Nesta forma de ciclagem, uma pressão constante pré-programada nas vias aéreas permanece constante por um tempo predeterminado. A ciclagem da máquina então se dá ao término do tempo inspiratório ajustado.

Ao programar uma pressão nas vias aéreas durante um tempo determinado, gera-se um diferencial de pressão entre a máquina e a via aérea, o qual provoca o deslocamento do gás inicialmente de forma rápida (pois a diferença de pressão é grande no início) e, à medida que o pulmão vai sendo pressurizado, o diferencial de pressão diminui, também diminuindo a velocidade de entrada do gás. Portanto, o fluxo assume a característica de ser desacelerado, sendo o volume e o fluxo variáveis.

Se aplicada a equação do movimento, será vista como:

$$P_{vas} + P_{mus} = V/C_{est} + Fluxo \times resistência$$

P_{vas} (pressão de vias aéreas); P_{mus} (pressão da musculatura inspiratória); C_{est} (complacência estática)

Agora haverá uma pressão programada e fluxo e volume livres, sendo consequência da pressão escolhida, do esforço do paciente e das características do pulmão como C_{est} e resistência.

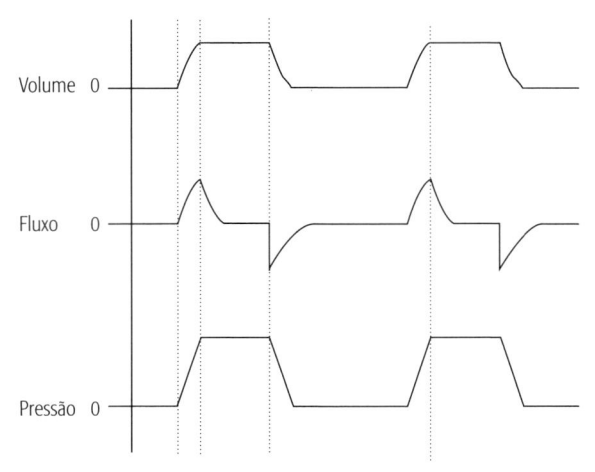

FIGURA 10   Representação gráfica na forma de ciclagem a tempo: fluxo × tempo, volume × tempo e pressão × tempo, sem esforço inspiratório.

Ajuste dos parâmetros ventilatórios na ventilação com pressão controlada (PCV)

Ajuste da pressão inspiratória: deve-se considerar o volume desejado, uma vez que o volume será proporcional à pressão ajustada. Os limites de segurança a serem alcançados nas vias aéreas também devem ser respeitados.

Ajuste do tempo inspiratório: deve ser considerado o volume a ser alcançado, pois o volume gerado dependerá do tempo de equilíbrio entre os diferenciais de pressão (máquina e pulmão). O que determina a velocidade desse equilíbrio é, além da pressão gerada no ventilador, a constante de tempo do paciente. O tempo inspiratório deve ser selecionado também de acordo com a relação inspiração/expiração desejada.

Ciclagem a fluxo

Esta forma de ciclagem é característica da modalidade denominada pressão de suporte, sendo aplicada nos ciclos espontâneos dos modos de controle SIMV e CPAP.

É muito similar à ciclagem a tempo presente na PCV. Nesta forma de ciclagem, programa-se uma pressão que será constante nas vias aéreas e, por gerar um diferencial entre a máquina e o sistema respiratório, o deslocamento do ar vai ser maior no início (gerando um fluxo mais elevado), que tende a diminuir à medida que o pulmão vai sendo pressurizado, uma vez que o diferencial de pressão diminui. Entretanto, a forma de interrupção da inspiração se faz a fluxo. Quando o fluxo inspiratório cair a uma porcentagem programada do pico inicial, ocorre a ciclagem. Seguindo a equação do movimento:

$$P_{vas} + P_{mus} = V/C_{est} + \text{fluxo} \times \text{resistência}$$

Assim, o fluxo e o volume não serão programados, sendo dependentes da pressão ajustada do esforço do paciente e das características do próprio sistema respiratório (C_{est} e resistência).

Como o tempo inspiratório e o volume não serão determinados a depender da mecânica respiratória, o fato de a ciclagem ser a fluxo poderá trazer algumas dificuldades na adaptação do paciente à máquina. Por exemplo, no caso de um doente obstrutivo, como a constante de tempo é longa em função de alta resistência ou alta complacência, as unidades alveolares terão um tempo de enchimento também mais lento, até ser alcançado o limiar de corte do fluxo para que ocorra a ciclagem. Isso faz o fluxo inspiratório demorar mais para cair, provocando um tempo inspiratório maior, o que pode trazer um certo desconforto ao paciente, com aumento do trabalho respiratório. No caso de o doente ser restritivo ocorrerá o contrário.

Para isso, alguns ventiladores mais modernos permitem o ajuste no limiar de corte, denominado em algumas máquinas de sensibilidade expiratória, facilitando a interação máquina-paciente.

Ajuste dos parâmetros no modo ventilação com pressão de suporte (PSV)

- Ajuste de pressão: o valor de pressão a ser selecionado deve ser de acordo com o volume desejado e o conforto do paciente, ou seja, redução do trabalho respiratório que pode ser avaliado pelo uso de musculatura acessória e outros sinais, como frequências respiratória e cardíaca (Figura 11).
- Ajuste do *rise time*: deve ser considerada a velocidade de entrega do fluxo gerada na via aérea. Pode ser selecionada com avaliação do conforto do paciente e quando presente a monitoração gráfica na curva de pressão/tempo, em que o declínio ou a ascensão representam a velocidade de entrega do ar (Figura 12).
- Ajuste do limiar de corte ou sensibilidade expiratória: deve ser considerado o tempo de interrupção do ciclo inspiratório. Na ventilação com pressão de suporte, a ciclagem é a fluxo e quan-

do se ajusta uma sensibilidade expiratória, se interfere no tempo de duração da fase inspiratória.

Quando se ajusta uma sensibilidade de corte elevada, o tempo inspiratório será menor em relação a um ajuste de sensibilidade ou corte mais baixo. Este ajuste vai interferir no volume gerado nas vias aéreas e no conforto do paciente (Figura 13).

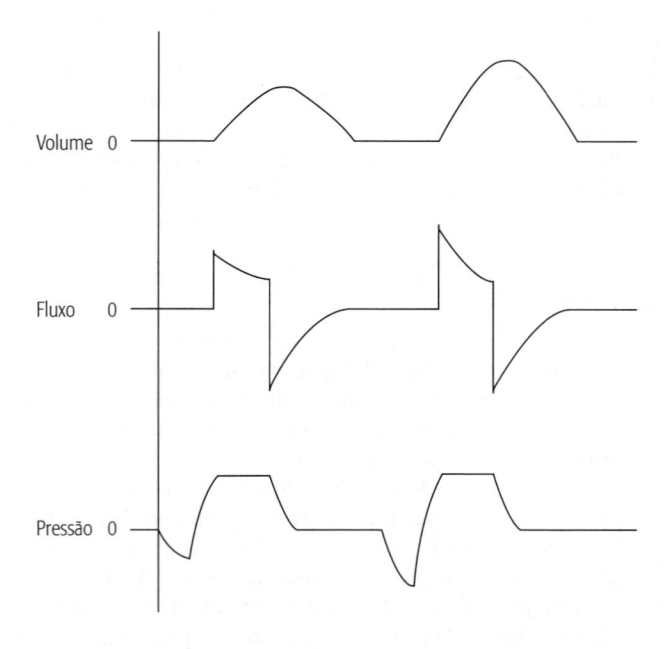

FIGURA 11 Ventilação com pressão de suporte e variação na esforço inspiratório, demonstrando variação no volume corrente.

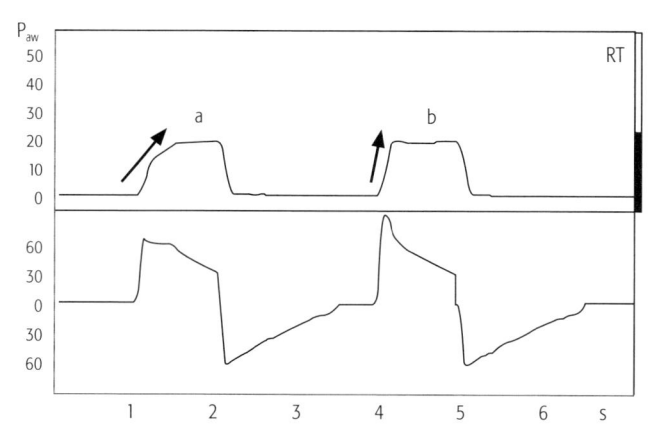

FIGURA 12 Modalidade ventilatória PCV; (A) *rise time* lento, a curva de pressão perde a configuração quadrada normal; (B) *rise time* (RT) adequado, curva de pressão quadrada e onda de fluxo evidentemente desacelerada. P_{aw}: pressão de vias aéreas.

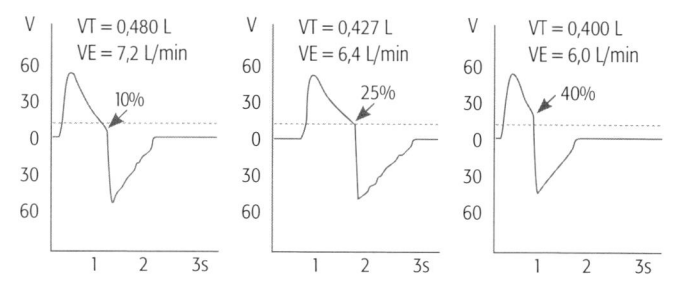

FIGURA 13 Curvas de fluxo com distintos valores de sensibilidade expiratória. As condições do modelo pulmonar são iguais nos três exemplos: frequência respiratória de 15 /min, C50 e Rp5. A linha ponteada marca os 25% do fluxo inicial. Observe a diferença significativa entre os extremos de sensibilidade expiratória.

FASE EXPIRATÓRIA

A expiração ocorre passivamente, ou seja, o recuo elástico do pulmão é o responsável por eliminar o volume de ar adquirido na inspiração, sem a necessidade, em condições preservadas, do uso da musculatura expiratória. A válvula expiratória é a responsável por manter uma pressão expiratória positiva nas unidades alveolares; quanto maior a PEEP ajustada no ventilador mecânico mais precocemente a válvula expiratória se fecha.

SISTEMA DE CLASSIFICAÇÃO DOS MODOS VENTILATÓRIOS

O sistema de classificação adotado para este capítulo foi o de Chatburn (Chatburn, 1992), publicada sob a forma do Consensus Stattement on the Essentials of Mechanical Ventilators – 1992. Segundo esse autor, um modo ventilatório pode ser descrito pela determinação das seguintes variáveis: controle, fase e condicional.

Variável de controle

É a que se mantém constante durante toda a fase inspiratória independentemente das variações de complacência e resistência do sistema respiratório, mesmo que seja necessário sacrificar outras variáveis pré-ajustadas.

Pressão controlada

Uma pressão pré-ajustada é atingida e sustentada por toda a fase inspiratória. O volume resultante depende da impedância do sistema respiratório do paciente, do nível de pressão pré-ajustada e do tempo em que essa pressão permanece no sistema. O prejuízo desse tipo de ventilação é que o volume-minuto pode diminuir drasticamente com uma alteração da complacência; por outro lado, o controle da pressão evita de forma mais acentuada o risco de barotrauma.

Volume controlado

Um volume corrente pré-ajustado é atingido obrigatoriamente ciclo a ciclo, garantindo um volume-minuto. Porém, o aumento da resistência ou a queda da complacência pode gerar aumento importante da pressão de via aérea, podendo causar barotrauma, embora o ajuste adequado do fluxo e dos limites de pressão diminuam esse risco. O fluxo fixo também é pré-ajustado nessa forma de ventilação, sendo um controle indireto do tempo inspiratório; quanto maior o fluxo (velocidade), menor é o tempo inspiratório e vice-versa.

Variáveis de fase

São as variáveis (pressão, volume, fluxo ou tempo) medidas e usadas para iniciar ou terminar alguma fase do ciclo ventilatório. As variáveis de fase incluem o disparo e a ciclagem do ciclo ventilatório já descritas anteriormente. A variável condicional é aquela que, sozinha ou em combinação, é analisada pelo ventilador e determina qual ciclo ventilatório, entre dois ou mais tipos, será liberado. Sua análise é mais importante para os chamados modos ventilatórios avançados.

Um modo ventilatório é então uma combinação específica de variáveis de controle, variáveis de fase e variáveis condicionais, definidas tanto para os ciclos mandatórios quanto para os ciclos espontâneos. Ou seja, a combinação das possíveis variáveis existentes na ventilação mecânica fecha o conjunto de informações que servirá de base para ventilar o paciente escolhido.

Ventilação mandatória contínua (VMC)

O aparelho inicia (disparo) e termina (ciclagem) a fase inspiratória automaticamente, sem possibilidade de interação com o *drive* respiratório do paciente. O disparo é ajustado pela pré-programação da frequência respiratória no aparelho e a ciclagem é determinada dependendo da variável de controle predeterminada pelo fisioterapeuta ou médico, podendo ser volume ou pressão controlada (Figura 4). Outra opção na VMC é o disparo combinado, a partir desta programação chamada assisto-controlada, o disparo pode também ser efetuado por um esforço muscular do paciente. Quando um ciclo respiratório ocorre com um disparo efetuado pelo paciente, o aparelho reinicia a contagem de um novo ciclo, tempo que depende da frequência respiratória pré-ajustada. Se o paciente não efetuar novo disparo após o término deste ciclo um disparo a tempo (sem o esforço do paciente) é efetuado.

Ventilação mandatória intermitente (VMI)

A ventilação mandatória intermitente permite entre os ciclos mandatórios pré-ajustados pela frequência respiratória no aparelho ciclos espontâneos realizados pelo paciente (Figura 4). Dependendo das variáveis ajustadas nos ciclos mandatórios, a VMI pode ser:

- Ventilação mandatória intermitente sincronizada (SIMV): a variável de controle pode ser a pressão controlada ou volume controlado, mas o disparo é combinado, existindo um disparo a tempo pré-ajustado pela frequência respiratória e o esforço muscular do paciente pode ser reconhecido pelo disparo à pressão ou a fluxo. O tempo do ciclo é predeterminado pela frequência respiratória pré-ajustada, dentro de cada ciclo, o primeiro esforço muscular, seja este no início, meio ou quase fim do ciclo atual. O paciente recebe a variável de controle pré-programada, se ainda houver tempo disponível dentro do mesmo ciclo e ocorrer um novo disparo provocado pelo esforço muscular, este é espontâneo sem nenhuma ajuda do ventilador. O próximo ciclo, após um ciclo com esforço, aguarda um novo disparo realizado pelo paciente; caso isso não ocorra no ciclo seguinte, um ciclo mandatório é enviado.

Ventilação espontânea

- CPAP: modalidade de ventilação mecânica em que o paciente respira espontaneamente através do circuito pressurizado do aparelho, de tal forma que uma certa pressão positiva, definida quando do ajuste do respirador, é mantida constante durante todo o ciclo respiratório. Não existe nessa modalidade ajuste da frequência respiratória da máquina.

- Pressão suporte: o paciente dispara o aparelho, vencendo a sensibilidade (fluxo ou pressão) pré-ajustada e dando início à fase inspiratória. Uma pressão predeterminada é atingida e sustentada por toda a fase inspiratória, exatamente como na variável de controle pressão controlada. A diferença está no fato de o término da fase inspiratória se dar por uma variável de fluxo e não de tempo (ciclagem a fluxo).

BIBLIOGRAFIA

Aslanian P, El Atrous S, Isabey D, Valente E, Corsi D, Harf A, et al. Effects of flow triggering on breathing effort during partial ventilatory support. Am J Respir Crit Care Med. 1998;157(1):135-43.

Branson RD, Campbell RS, Davis K Jr. New modes of ventilatory support. Int Clin Anesthesiol. 1999;37(3):103-25.

Branson RD, Chatburn RL. Technical description and classification of modes of ventilator operation. Respir Care. 1992;37(9):1026-44.

Brochard L. Pressure support ventilation. In: Tobin MJ, editor. Principles and practice of mechanical ventilation. New York: McGraw-Hill; 1994.

Chatburn RL. Classification of mechanical ventilators. Respir Care. 1992;37(9):1009-25.

Chatburn RL, Primiano FP Jr. A new system for undertanding modes of mechanical ventilation. Respir Care. 2002;47(4):416-24.

Esteban A, Anzueto A, Alia I, Gordo F, Apezteguía C, Pálizas F, et al. How is mechanical ventilation employed in the intensive care unit? An international utilization review. Am J Respir Crit Care Med 2000;161(5):1450-8.

Hess D, Branson RD. New modes ventilation. In: Hill NS, Levy MM, editors. Ventilation management strategies for critical care. New York: Marcel Deker; 2001.

Hubmayr RD, Abel MD, Rehder K. Physiologic approach to mechanical ventilation. Crit Care Med. 1990;18(1):103-13.

Hubmayr RD. Setting the ventilator. In: Tobin MJ, editor. Principles and practice of mechanical ventilation. New York: McGraw-Hill; 1994.

Jubran A, Van De Graaff WB, Tobin MJ. Variability of patient-ventilator interaction with pressure support ventilation in patients with chronic obstructive pulmonary disease. Am J Respir Crit Care Med. 1995;152(1):129-36.

Kuhhlen R, Rossaint R. The role of spontaneous breathing during mechanical ventilation. Respir Care. 2002;47(3):296-303.

Marini JJ, Smith TC, Lamb VJ. External work output and force generation during synchronized intermittent mechanical ventilation: effect of machine assistance on breathing effort. Am Rev Respir Dis. 1988;138(5):1169-79.

Pepe PE, Marini JJ. Occult positive end-expiratory pressure in mechanically ventilated patients with airflow obstruction. Am Rev Respir Dis. 1982;126(1):166-70.

Sassoon CSH. Intermittent mandatory ventilation. In: Tobin JM, editor. Principles and practice of mechanical ventilation. New York: McGraw-Hill; 1994.

Straus C, Louis B, Isabey D, Lemaire F, Harf A, Brochard L. Contribution of the endotracheal tube and the upper airway to breathing workload. Am J Respir Crit Care Med. 1998;157(1):23-30.

Monitoração da mecânica pulmonar em pacientes sob ventilação mecânica invasiva | 4

Lara Poletto Couto

INTRODUÇÃO

A mecânica respiratória refere-se à expressão da função pulmonar por meio de medidas de pressão e fluxo. A partir dessas medições, uma variedade de índices derivados pode ser determinada, como volume, complacência, resistência e trabalho respiratório.

A avaliação da mecânica respiratória permite que a melhor evidência disponível seja individualizada para o paciente.

Neste capítulo, serão enfocados os principais parâmetros e conceitos referentes com a mecânica pulmonar a serem considerados e monitorados à beira–leito, durante a VI, e os métodos de avaliação, medição e interpretação de resultados.

OBJETIVOS DE MONITORAR A MECÂNICA PULMONAR

- Diagnosticar com precisão as condições fisiopatológicas relacionadas com a mecânica respiratória.
- Ajustar adequadamente os parâmetros do ventilador respeitando limites fisiológicos e alvos terapêuticos.
- Prevenir lesão pulmonar induzida pela VM.
- Colaborar com a instituição de estratégias ventilatórias protetoras, reduzir riscos e consequências pulmonares e sistêmicas.

- Avaliar a resposta a diversos tratamentos instituídos.
- Otimizar o desmame.
- Acompanhar a evolução do paciente.

EQUAÇÃO DO MOVIMENTO

A pressão na via aérea é predeterminada matematicamente pela equação do movimento. Baseados nessa equação, pode-se estabelecer as condições requeridas para as condutas adequadas.

$$P_{vent} + P_{mus} = (Vt/C) + (R \times F) + PEEP + autoPEEP$$

Em que:
C = complacência do sistema respiratório.
R = resistência de vias aéreas.
F = fluxo inspiratório.
PEEP = pressão positiva ao final da expiração ajustada no ventilador.
Obs.: como complacência e elastância (E) são inversamente proporcionais (C = 1/E), pode-se substituir o trecho (Vt/C) por (E × C), em que E é a elastância pulmonar.

CONSIDERAÇÕES SOBRE CÁLCULO DE MECÂNICA PULMONAR

Pressão muscular zero

Para facilitar a interpretação dos dados, o paciente não deve apresentar contração muscular, a fim de não gerar pressão muscular inspiratória, permanecendo P_{mus} igual a zero durante os cálculos de mecânica respiratória. Dessa forma, toda pressão medida no sistema deve-se à pressão positiva gerada pelo ventilador mecânico. É importante que o paciente esteja sedado, sem *drive* respiratório e sem atividade muscular respiratória durante as manobras, tanto inspiratórias quanto expiratórias.

Ausência de vazamentos

Para obter melhor acurácia de resultados é importante que não existam vazamentos no sistema, pois as fugas alteram os fluxos e não permitem a estabilização das pressões, prejudicando as medidas e trazendo mais confundidores de interpretação. Deve-se estar atento à presença de vazamentos no sistema (circuitos, filtros, umidificadores, copos coletores), fístulas broncopleurais e adequada pressão do balonete do tubo endotraqueal.

Dados necessários para os cálculos monitorados pelo ventilador

Para realizar os cálculos de mecânica pulmonar, precisa-se de alguns dados que são monitorados pelos ventiladores, sem a necessidade de realizar manobras para obtê-los. A monitoração pode ser numérica e gráfica e deve-se anotar esses dados para poder realizar os cálculos.

São eles: volume corrente expirado, pressão de pico e PEEP extrínseca. Também são necessários valores ajustados no ventilador para realizar as manobras, principalmente o valor de fluxo.

Medidas estáticas de mecânica pulmonar

O que caracteriza uma medida estática de mecânica pulmonar é zerar o fluxo. Isso é feito realizando pausas em determinados períodos do ciclo respiratório. Ao acionar uma pausa no ventilador mecânico provoca-se o fechamento das válvulas que por ventura estejam abertas naquela fase. Dessa forma, válvulas inspiratória e expiratória se fecham, o fluxo zera, o volume de gás se distribui e as pressões se estabilizam no sistema, entrando em equilíbrio com as forças elásticas pulmonares e anulando o componente resistivo.

Pausa inspiratória

A pausa inspiratória deve ser realizada durante a janela inspiratória, antes que haja a transição da fase inspiratória para a fase expiratória, com duração de 2 a 3 segundos. O objetivo dessa manobra é conhecer a pressão de pausa, também conhecida como $P_{platô}$, que é a pressão necessária para vencer as forças de retração elástica do sistema pulmonar. A $P_{platô}$ é equivalente à pressão alveolar.

Observação: alguns ventiladores também realizam automaticamente os cálculos de complacência estática e elastância ao realizar essa pausa (Figura 1).

Pausa expiratória

A pausa expiratória deve ser realizada durante a janela expiratória (preferencialmente no final), antes que haja a transição da fase expiratória para a fase inspiratória, com duração de 3 a 4 segundos. O objetivo dessa manobra é conhecer a autoPEEP.

Observação: alguns ventiladores também realizam automaticamente o cálculo de PEEP total ao realizar essa pausa.

COMO REALIZAR MANOBRAS DE MECÂNICA PULMONAR

- Garantir sedação, ausência de *drive* respiratório e de ação muscular do paciente.
- Garantir que não haja vazamentos no sistema (observar circuito, fístula broncopleural e pressão do balonete).
- Colocar em modo de volume controlado com curva de fluxo quadrada.
- Ajustar volume corrente (sugestão 6 mL/kg de peso predito).

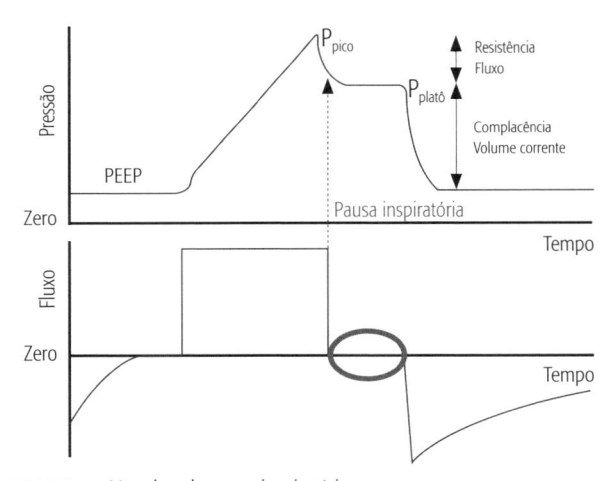

FIGURA 1 Manobra de pausa inspiratória

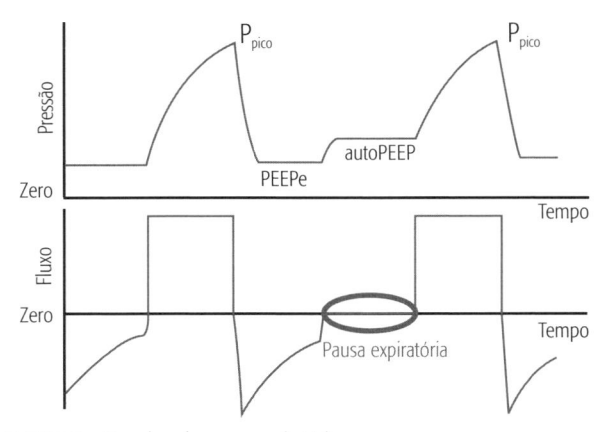

FIGURA 2 Manobra de pausa expiratória

- Ajustar limite de pressão inspiratória em 40 cmH_2O por segurança.
- Ajustar fluxo em L/min e converter para unidade L/s:
  - Normalmente opta-se por ajustar 60 L/min ou 30 L/min para facilitar os cálculos:
    - 60 L/min = 60 L/60 segundos = 1 L/s.
    - 30 L/min = 30 L/60 segundos = 0,5 L/s.
- Ajustar a PEEP em 5 cmH_2O. Quando necessário obter maior acurácia do valor da autoPEEP, indica-se o uso de ZEEP.
- Ajustar frequência respiratória em 10 irpm (para permitir boas janelas inspiratória e expiratória, facilitando a realização das pausas).
- Ajustar FiO_2 em 100% (em caso de contraindicação, ajustar para a FiO_2 adequada).
- Realizar pausa inspiratória durante janela inspiratória de 2 a 3 segundos e anotar o valor da $P_{platô}$.
- Realizar pausa expiratória durante janela expiratória de 3 a 4 segundos e anotar o valor da autoPEEP.

COMO REALIZAR CÁLCULOS DE MECÂNICA PULMONAR

Com os ajustes realizados e os valores dos parâmetros obtidos anotados, pode-se realizar os cálculos. Segue uma explicação básica sobre cada parâmetro discutido, o que ele avalia, para que serve e os valores de referência e interpretação.

Volume corrente expirado (Vt_e)

É um dado monitorado que reflete o volume de gás expirado a cada incursão.

Valores de referência: é ajustado de 6 a 8 mL/kg de peso predito, para ventilação protetora pulmonar (SARA) abaixo de 6 mL/kg de peso predito. O Vt_e é o dado monitorado, ou seja, qual a quantidade de volume que efetivamente foi inspirada e expirada pelo sistema respiratório a cada incursão.

Pressão de pico ou pressão inspiratória máxima

A P_{pico} é um dado monitorado que reflete a maior pressão atingida nas vias aéreas durante um ciclo respiratório. Associa-se às forças resistivas do sistema pulmonar, ocorrendo no início da inspiração, que é o momento de maior oposição ao fluxo inspiratório.

Valores de referência: manter abaixo de 45 cmH$_2$O para evitar barotraumas.

Pressão de platô ou pressão de pausa inspiratória

A $P_{platô}$ é a pressão obtida com a estabilização do gás no sistema respiratório durante uma pausa inspiratória e reflete a pressão necessária para vencer as forças de retração elástica do sistema pulmonar. No momento da pausa, a $P_{platô}$ é equivalente à pressão alveolar.

Valores de referência: manter abaixo de 28 a 30 cmH$_2$O para evitar hiperdistensão.

PEEP extrínseca ou PEEP ajustada

PEEP é a pressão positiva ao final da expiração ajustada no ventilador. A principal função é manter adequada CRF, com consequente impacto nas trocas gasosas.

Valor de referência: existem diversos métodos para o ajuste da PEEP ideal, devendo-se avaliar e escolher o melhor ajuste de PEEP para cada caso.

AutoPEEP ou PEEP intrínseca

O valor da autoPEEP é obtido durante a realização da pausa expiratória. Ela ocorre quando a pressão alveolar ao final da fase expiratória é superior à pressão das vias aéreas em razão do esvaziamento incompleto do sistema respiratório. Normalmente decorre de situações de hiperinsuflação dinâmica (muito comum em pacientes obstrutivos) e em situações em que a expiração não se completa, provocando um aprisionamento de ar, sendo exemplos de causa: tempo expiratório curto, relação I:E invertida, frequência respiratória alta, hiperventilação, volumes correntes ou pressões inspiratórias altas.

Valor de referência: a autoPEEP não deve existir, assim seu valor normal é zero. Em pacientes com asma e DPOC deve-se buscar como meta terapêutica manter a autoPEEP menor que 10 cmH_2O. Deve-se considerar que valores de autoPEEP de 8 a 10 cmH_2O podem comprometer a função hemodinâmica, trocas gasosas e a mecânica pulmonar.

PEEP total

A PEEP total é a soma da PEEP com a autoPEEP calculada pela fórmula:

$$PEEP\ total = PEEP + autoPEEP$$

Valores de referência: como a autoPEEP não deve existir, o ideal é que a PEEP total seja igual a PEEP ajustada.

Resistência de vias aéreas

Resistência é definida como oposição ao fluxo, ou seja, quanto maior a oposição à passagem do ar pelas vias aéreas, maior a resistência. Fatores como fluxo turbulento e estreitamento de vias aéreas (edema de mucosa, broncoespasmo e presença de secreções) causam aumento de resistência. É muito importante monitorar a RVA à beira-leito para atingir os objetivos já citados e ventilar os pacientes com maior segurança e eficiência. Também o valor de resistência pode impactar no direcionamento do tratamento.

Em VI, a RVA inclui tanto a resistência imposta pela prótese endotraqueal, quanto a resistência das vias aéreas do paciente, sendo às vezes chamada RVA total do sistema respiratório.

Assim sendo, as fórmulas para o cálculo da RVA são:

$$RVA = (P_{pico} - P_{platô})/fluxo$$

RVA total = resistência da prótese endotraqueal + RVA do paciente

Valores de referência: para pacientes em VI, considera-se normais valores de 4 a 10 $cmH_2O/L/s$. Em pacientes com doenças obstrutivas deve-se percorrer a meta terapêutica de manter a RVA abaixo de 20 $cmH_2O/L/s$.

Elastância

Elastância é a propriedade de um tecido de resistir à uma força deformante e a capacidade de retornar à forma original após a cessação dessa força. Quanto maior a elastância, maior a dificuldade de deformar um tecido e vice-versa. A elastância é inversamente proporcional à complacência. Complacência e elastância estão relacionadas com as forças elásticas pulmonares.

$$E = 1/C$$

Complacência estática

Complacência pode ser definida como a capacidade de armazenamento de ar nos pulmões, indicando o grau de expansibilidade pulmonar. Quanto menor a expansibilidade e a capacidade de se distender (maior elastância), menor é a complacência, quanto maior a expansibilidade e a capacidade de se distender (menor elastância), maior a complacência. Assim sendo, a complacência é inversamente proporcional à elastância, a unidade é mL/cmH_2O, ou seja, reflete a variação de volume por unidade de pressão.

A complacência estática é a complacência obtida durante a pausa inspiratória, com fluxo zero e está relacionada à variação de volume em função da diferença da pressão de platô menos a pressão de base (PEEP).

$$C_{est} = \text{volume corrente}/(P_{platô} - PEEP)$$

Valores de referência: o valor de Cest normal gira em torno de 50 a 80 mL/cmH$_2$O. Valores altos de Cest estão relacionados ao enfisema pulmonar, enquanto valores menores podem se relacionar a situações como: SDRA, edema pulmonar, distensão abdominal e pneumotórax.

Complacência dinâmica

A complacência dinâmica é aquela que leva em conta não apenas a capacidade de o sistema acomodar o volume, mas também o fluxo de gás. Ou seja, inclui as propriedades elásticas e resistivas do sistema, e está relacionada com a variação de volume em função da máxima pressão atingida no sistema respiratório (P_{pico}) menos a pressão de base (PEEP). A C_{dyn} tem menos aplicação prática diária do que a C_{est}.

$$C_{dyn} = \text{volume corrente}/(P_{pico} - PEEP)$$

Valores de referência: o valor de C_{dyn} normal está entre 100 e 200 mL/cmH$_2$O. Os valores de C_{dyn} podem ser influenciados por idade e peso do paciente.

Driving pressure ou pressão de distensão

A pressão de distensão pulmonar, mais conhecida como driving pressure, reflete à distensão do tecido alveolar. É recomendado realizar essa monitoração com intuito de proteger os pulmões, especialmente na ventilação mecânica de pacientes com SDRA.

$$Driving\ pressure = P_{platô} - PEEP$$

Valores de referência: deve-se manter a *driving pressure* até no máximo 15 cmH$_2$O nos casos de SDRA moderada e grave.

Mensuração da resistência de vias aéreas (R$_{VA}$) e da complacência estática (C$_{est}$) do sistema respiratório na VCV, modo controlado

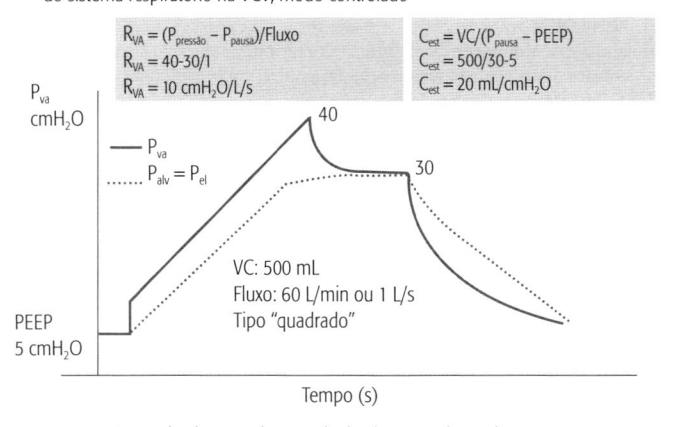

FIGURA 3   Exemplo de manobra e cálculo de mecânica pulmonar. Mensuração da R$_{VA}$ e da C$_{est}$ do sistema respiratório na VCV, modo controlado. Fonte: baseado em https://xlung.net/ ACESSO EM 08 DE 07 2019.

BIBLIOGRAFIA

Acute Respiratory Distress Syndrome Network, Brower RG, Matthay MA, Morris A, Schoenfeld D, Thompson BT, Wheeler A. Ventilation with lower tidal volumes as compared with traditional tidal volumes for acute lung injury and the acute respiratory distress syndrome. N Engl J Med. 2000;342(18):1301-8.

Amato MB, Meade MO, Slutsky AS, Brochard L, Costa EL, Schoenfeld DA, et al. Driving pressure and survival in the acute respiratory distress syndrome. N Engl J Med. 2015;372(8):747-55.

Associação de Medicina Intensiva Brasileira; Sociedade Brasileira de Pneumologia e Tisiologia. Diretrizes Brasileiras de Ventilação Mecânica AMIB/SBPT; 2013 [citado em 10 maio 2019]. Disponível em https://edisciplinas.usp.br/pluginfile. php/237544/mod_resource/content/1/Consenso%20VM%202013.pdf.

Garcia-Pietro E, Amado-Rodríguez L, Albaiceta GM; Grupo de Insuficiencia Respiratoria Aguda de la SEMICYUC. Monitorization of respiratory mechanics in the ventilated patient. Med Intensiva. 2014;38(1):49-55.

Hess DR. Respiratory mechanics in mechanically ventilated patients. Respir Care. 2014;59(11):1773-94.

Holanda MA. Monitorização da mecânica respiratória durante a ventilação Mecânica. [citado em 10 maio 2019]. Disponível em https://xlung.net/manual-de-vm/monitorizacao-da-mecanica-respiratoria.

Iotti GA, Braschi A. Monitorização da mecânica respiratória. São Paulo: Atheneu; 2004.

Laghi F, Goyal A. Auto-PEEP in respiratory failure. Minerva Anestesiol. 2012;78(2):201-21.

Lucangelo U, Bernabe F, Blanch L. Respiratory mechanics derived from signals in the ventilator circuit. Respir Care. 2005;50(1):55-65.

Pinheiro BV, Holanda MA. Novas modalidades de ventilação mecânica. In: Carvalho CRR, editor. Ventilação mecânica: Volume II– Avançado. São Paulo: Atheneu; 2000;9:311-51.

Shapiro R, Kacmarek RM. Monitoring of the mechanically ventilated patient. In: Marini JJ, Slutsky AS, editors. Physiological basis of ventilatory support. New York: Marcel Dekker; 1998. p. 709-71.

Vassiliou MP, Petri L, Amygdalou A, Patrani M, Psarakis C, Nikolaki D, et al. Linear and non-linear analysis of pressure and flow during mechanical ventilation. Intensive Care Med. 2000;26(8):1057-64.

Vieira SRS, Plotnik R, Fialkow L. Monitorização da mecânica respiratória durante a ventilação mecânica. In: Carvalho CRR, editor. Ventilação mecânica: Volume I– Básico. São Paulo: Atheneu; 2000;9:215-52.

Desmame da ventilação mecânica

Luiz Alberto Forgiarini Junior
Ângelo Roncalli Miranda Rocha

INTRODUÇÃO

O desmame da VM é definido como o processo de retirada, seja abrupta ou parcial, do paciente de um suporte ventilatório mecânico. Apesar de ser uma intervenção fundamental, o desmame não está isento de complicações, requerendo parâmetros eficientes e práticos que dêem suporte ao estabelecimento da ventilação espontânea. É comum a existência de protocolos para identificar e avaliar as condições do paciente, para prever se haverá ou não chance de o processo ocorrer de maneira bem-sucedida. Esses protocolos de avaliação podem ser aplicados rotineiramente, objetivando a avaliação diária quanto às condições para considerar o desmame, sejam elas clínicas ou fisiológicas.

O desmame da VM é definido na literatura como o processo que promove a independência ventilatória ou a transição da ventilação artificial para a espontânea em pacientes que permanecem em VM por tempo superior a 24 horas. Logo, no período que antecede às 24 horas, a retirada da VM é denominada extubação, termo que se refere à retirada da via aérea artificial. Em pacientes traqueostomizados, esse procedimento denomina-se decanulação. O processo de retirada do paciente da VM ocupa ao redor de 40% do tempo total de VM.

Uma medida que precede a extubação é a interrupção da VM com o objetivo de avaliar a tolerância do paciente à respiração espontânea. Esse teste é realizado permitindo-se que o paciente ventile espontaneamente através do tubo endotraqueal conectado a uma peça em forma de "T" com uma fonte de oxigênio ou em PSV de até 7 cmH$_2$O. O teste tem a finalidade de identificar os pacientes elegíveis para a retirada do suporte ventilatório, sendo bem-sucedido quando o paciente o tolerar e fracassado quando o paciente necessita retornar à VM em tempo inferior a 30 min.

Os pacientes que obtiverem sucesso na interrupção da VM devem ser avaliados em relação à indicação de retirada da via aérea artificial. Já aqueles que fracassaram no teste devem retornar ao suporte ventilatório a fim de promover repouso. Deve-se revisar as possíveis causas desse fracasso, bem como o planejamento da estratégia a ser adotada. Entretanto, após a revisão das causas de intolerância, o novo teste deverá ser realizado somente após 24 horas.

Após o paciente realizar o teste de interrupção da VM com sucesso, deverá ser extubado e o sucesso no desmame será definido como a manutenção da ventilação espontânea durante um período mínimo de 48 horas da interrupção da ventilação artificial. Em contrapartida, o retorno à ventilação artificial em um período inferior a 48 horas caracteriza a falha no desmame.

Para a maioria dos pacientes (aproximadamente 75%), a ventilação espontânea ou não assistida é realizada facilmente, mas para alguns o processo é mais difícil. Esses pacientes frequentemente requerem longos períodos de internação hospitalar e normalmente apresentam altos índices de morbidade, incluindo pneumonia associada à VM, lesão pulmonar aguda e altos índices de mortalidade. Logo, considera-se que o paciente está em VM prolongada quando houver dependência ventilatória por período maior do que 6h/dia, por no mínimo 3 semanas.

SETE ETAPAS DE DESMAME

Segundo Tobin et al., a estratégia de o desmame pode ser dividido em sete estágios a fim de dar mais atenção a cada fator envolvido no processo. O estágio 1 é o pré-desmame, quando não há alternativa de desmame como desejável. Por exemplo, quando um paciente está recebendo 80% de oxigênio ($FiO_2 = 0,8$) e PEEP de 15 cmH_2O, ou seja, quando qualquer alternativa e até mesmo a desconexão do paciente do ventilador é considerada ariscada. O estágio 2 é aquele no qual se contempla a possibilidade de o paciente poder iniciar o processo de desmame da VM. Já o estágio 3 é o momento da obtenção das mensurações fisiológicas que servirão como preditores e serão interpretadas adequadamente no contexto de cada paciente como uma condição clínica única. Nessa fase, o ponto crítico é a interpretação dos dados. Em alguns momentos pode não parecer claro o real objetivo dos preditores ou ainda a influência das condições preexistentes. Após essa avaliação e a decisão pelo início do processo de descontinuação da ventilação, deve-se iniciar a redução do suporte ventilatório, completando assim o estágio 4.

O suporte é removido abrupta ou gradualmente em horas ou dias. A extubação será o estágio 5 da estratégia, sendo realizada caso o paciente tenha tolerado o estágio anterior. Caso contrário se restituirá a ventilação ao paciente que tenha falhado no estágio 4. O estágio 6 é a continuação do suporte ventilatório após a extubação utilizando a VNI. Esse estágio é aplicado a uma minoria de pacientes. O estágio 7 é a reintubação (nos casos de falha do desmame), usualmente acompanhada pela restituição da VM.

AVALIAÇÃO E INÍCIO DO DESMAME

Considera-se como momento adequado para inserir o paciente em processo de desmame a obtenção ou a verificação da estabilidade de parâmetros relacionados com a função pulmonar que denotem um desempenho mínimo para manter o paciente fora da assistência mecânica. Também existem parâmetros gerais, que refletem a resolução das causas que levaram o paciente a necessitar de suporte ventilatório, tais como a resolução da causa da falência respiratória, suspensão ou redução das drogas sedativas e bloqueadores neuromusculares, estado normal de consciência, ausência de sepse ou estado gerador de hipotermia, estabilidade hemodinâmica, correção das desordens metabólicas e eletrolíticas, adequação da gasometria arterial e estabilidade dos exames clínicos. Na Tabela 1, estão os fatores a serem avaliados antes da extubação e a condição necessária para início do processo de desmame.

Uma revisão da literatura identificou mais de 50 testes fisiológicos objetivos (preditores de desmame) como ferramentas para avaliação da aptidão para o teste de ventilação espontânea. Dos preditores de desmame estudados, apenas cinco foram associados a alterações clínicas significativas na probabilidade de sucesso ou fracasso do desmame, mas a capacidade preditiva era modesta. Os principais preditores de desmame são os seguintes:

- Pressão inspiratória máxima ($PI_{máx}$).
- Ventilação minuto.
- FR.
- VC
- Razão frequência:volume corrente (FR/VC).

Os parâmetros específicos utilizados para determinar a possibilidade de desmame são expressos a seguir.

Volume minuto

Corresponde à multiplicação do VC pela FR medida em um minuto. Um dos primeiros relatos sobre sua utilização demonstrou que

TABELA 1   Fatores a serem avaliados antes da extubação

Fatores	Condição necessária
Evento que motivou a VM	Reversão ou controle
Troca gasosa	$PaO_2 \geq 60$ mmHg com $FiO_2 \leq 0,4$ e PEEP ≤ 5 a 8 cmH_2O
Avaliação hemodinâmica	Boa perfusão tecidual, independência de vasopressor, ausência de insuficiência coronariana ou arritmias
Esforço inspiratório	Presente
Nível de consciência	Desperta sem agitação psicomotora
Tosse	Eficaz
Equilíbrio ácido-básico	pH $\geq 7,30$
Balanço hídrico	Correção de sobrecarga hídrica
Eletrólitos séricos	Valores normais
Intervenção cirúrgica próxima	Não

valores < 10 L/min estão associados ao sucesso no desmame. Os valores aceitáveis para o paciente permanecer sem suporte ventilatório devem variam de 8 a 11 L/min.

Frequência respiratória

É o total de ciclos respiratórios espontâneos medido em um minuto. Recomenda-se que a frequência respiratória seja menor ou igual a 30 ciclos respiratórios por minuto, visto que a taquipneia é um marcador sensível de disfunção ventilatória. A utilização desse preditor pode prolongar a intubação quando utilizado como critério de exclusão para o desmame.

Volume corrente

O volume corrente ou *tidal volume* (Vt) é o volume inspirado e expirado a cada ciclo ventilatório normal. Os valores de normalidade devem ser maiores ou iguais a 325 mL em pacientes no processo de desmame. Pode-se ainda considerar como parâmetro para desmame um volume de ar corrente entre 5 e 8 mL/kg.

Índice de respiração rápida e superficial (f/Vt)

A razão entre frequência respiratória e volume corrente, mensurada durante os primeiros 1 a 3 minutos de respiração não assistida, apresenta alta acurácia, apesar de associada apenas a uma mudança moderada na probabilidade de sucesso ou falha. Um problema está relacionado com a forma como as medições são realizadas. Por exemplo, um estudo demonstrou menor f/Vt quando mensurado em pressão de suporte ou em CPAP comparado com a peça T. Posteriormente, uma análise observou sensibilidade de 0,87 e concluiu que a heterogeneidade do desempenho do teste foi explicada pela variação no pré-teste de probabilidade para desfechos positivos. A questão clinicamente relevante é: qual preditor de desmame facilita a tomada de decisão? Tanios et al. estudaram 304 pacientes ventilados por um período mínimo de 24 horas, determinando cinco componentes de avaliação diária (PaO_2/FiO_2, PEEP, estabilidade hemodinâmica, estado mental, tosse adequada e f/Vt) em cada um. Aqueles que obtivessem valores adequados em cada componente eram considerados aptos para o teste de ventilação espontânea e, caso tolerassem, eram extubados. Em um grupo, o f/Vt não foi usado para a decisão do desmame, ao passo que os outros pacientes somente eram submetidos ao teste caso apresentassem f/Vt < 105 respirações/L/min. O grupo randomizado para a utilização do f/Vt apresentou um tempo maior de desmame quando comparado com o outro, demonstrando que a utilização desse preditor pode prolongar o tempo de desmame.

Relação PaO_2/FiO_2

Esta é uma relação bem aceita e de fácil obtenção. Demonstra o grau de disfunção pulmonar. O valor ideal de $PaO_2/FiO_2 > 300$.

Índice integrativo de desmame (IWI)

Nemer et al. usaram o IWI para identificar pacientes que pudessem ser desmamados com sucesso da VM. O índice é representado pela equação:

$$IWI = (complacência\ estática) \times (SaO_2)\ /\ (FR/VC)$$

Um IWI ≥ 25 mL/cmH$_2$O/respirações/min/L foi associado ao sucesso do desmame, com sensibilidade e especificidade de 0,97 e 0,94, respectivamente.

Pressão inspiratória máxima (PI$_{máx}$)

A PI$_{máx}$ é amplamente utilizada em pacientes dependentes da VM, sendo uma medida fácil de realizar à beira do leito. É altamente sensível para avaliação e determinação da força de musculatura respiratória, em particular do diafragma. Segundo Trwit e Marini, esse método pode ser utilizado sem a cooperação do paciente, pela oclusão da via distal do tubo endotraqueal pelo período de 20 a 25 segundos utilizando uma válvula unidirecional que permitirá ao paciente exalar, mas não inspirar. Esse procedimento ocasionará o aumento do esforço da musculatura inspiratória, a qual será mensurada ao final desse período. Associa-se uma pressão > -30 cmH$_2$O como falência da musculatura respiratória, não sendo recomendado prosseguir o processo de desmame.

Pressão de oclusão da via aérea

A P$_{0,1}$ é a pressão mensurada na abertura da via aérea 0,1 segundo após inspiração contra a via aérea ocluída. Essa pressão é independente do controle voluntário e correlacionada com o *drive* respiratório central. O valor de normalidade para predição de sucesso no desmame é de < 6 cmH$_2$O.

Relação entre pressão de oclusão da via aérea e pressão inspiratória máxima

Quando se realiza a combinação da $PI_{máx}$ com a $P_{0,1}$, gerando assim a relação $P_{0,1}/PI_{máx}$, valores < 0,3 demonstraram estar associados a um bom prognóstico de desmame, podendo apresentar maior utilidade do que $P_{0,1}$ ou $PI_{máx}$ independentemente. A utilização clínica desse índice pode ser limitada por requerer instrumentos especiais à beira do leito. Entretanto, alguns ventiladores de última geração apresentam recursos de avaliação de mecânica respiratória, incluindo as medidas de $P_{0,1}$ e $PI_{máx}$.

Saturação venosa de oxigênio

A SvO_2 é considerada um preditor de falha na extubação, principalmente em pacientes de desmame difícil. Teixeira et al. demonstraram, em um estudo de coorte com pacientes difíceis de desmamar, que uma redução maior que 4,5% na SvO_2 é um preditor independente de reintubação.

Pico de fluxo de tosse

A capacidade de proteger as vias aéreas é fundamental para a permanência em respiração espontânea e uma das principais causas de falência de extubação de pacientes neurológicos. Salam et al. observaram que pacientes com PFT $\leq$ 60 L/min tiveram até cinco vezes mais chances de falência de extubação do que aqueles com PFT > 60 L/min. Ao contrário dos outros preditores, que devem avaliar a prontidão para o TRE, recomenda-se que o PFT seja realizado após o TRE bem-sucedido, como método de predição da capacidade de manter patência de vias aéreas sem o tubo endotraqueal.

Na Tabela 2, pode-se observar os índices fisiológicos a serem avaliados com o objetivo de predizer o insucesso no desmame.

A extubação direta após critérios de avaliação satisfatórios é desaconselhada, pois 40% desses pacientes requer reintubação. Portanto, é indicada a realização de um teste de respiração espontânea realizado fora do suporte de pressão de baixo nível (PSV ≤ 7 mmHg), CPAP ou sem assistência através de uma peça T.

PAUSA NA SEDAÇÃO

A minimização da dor e do desconforto está entre os muitos objetivos dos profissionais de saúde na UTI. Com limitações na comunicação, os pacientes intubados na UTI estão em especial submetidos ao alto risco de dor e estresse psicológico prolongado e não tratado. Agentes farmacológicos que visam à sedação ou à analgesia são comumente utilizados para aliviar a percepção da dor ou angústia. A necessidade desses agentes é amplamente aceita, entretanto, o quanto de sedação é administrado pode impactar substancialmente nos desfechos clínicos dos pacientes ventilados mecanicamente na UTI. Kollef et al. demonstraram que os pacientes que recebem sedação IV contínua permaneceram mais tempo em VM quando comparados com aqueles que

TABELA 2 Índices fisiológicos preditores de insucesso no desmame

Parâmetro fisiológico	Índices fisiológicos	Preditor de fracasso
Força	Capacidade vital	< 10 a 15 mL/kg
	Vt	< 5 mL/kg
	$PI_{máx}$	> -30 cmH_2O
Endurance	Ventilação voluntária máxima	> 10 L/min
	$P_{0,1}$	> 6 cmH_2O
	f	≥ 35 rpm
Índice combinado	f/Vt	> 105

foram sedados de forma intermitente, assim como apresentam desfechos piores em outras áreas, tais como o tempo de internação hospitalar e na UTI, falência múltipla de órgãos e reintubação. Logo, a sedação contínua apresenta-se como um preditor independente no tempo de VM e internação.

Em 2000, Kress et al. demonstraram que a interrupção diária na infusão de sedativos até que os pacientes acordassem, reduziu o tempo de VM, assim como a permanência na UTI. Uma das maiores desvantagens da sedação em pacientes críticos é a incapacidade de avaliar o *status* mental destes. O risco de complicações graves, tais como pneumonia associada à VM, hemorragia digestiva alta, bacteremia, barotrauma, doença trombolítica venosa, colestase e sinusite, é reduzido pela interrupção diária na sedação.

Já Strom et al. compararam por um ensaio clínico randomizado a utilização de um protocolo de não-sedação com a interrupção diária em 140 pacientes críticos sob VM por mais de 24 horas. Evidenciou-se a redução no tempo de VM e de internação hospitalar e na UTI no grupo que utilizou o protocolo "não-sedação" quando comparado com o grupo com pausas diárias na sedação, ficando evidente assim os efeitos deletérios dos sedativos em pacientes sob VM.

Estudos demonstram que protocolos de pausa na sedação, assim como a utilização do teste de ventilação espontânea reduzem o tempo de VM. Tendo em vista a efetividade de ambos os protocolos, Girard et al. compararam a utilização do teste de ventilação espontânea com a combinação do protocolo de sedação. Os pacientes do protocolo de sedação e teste espontâneo de ventilação apresentaram redução no tempo de VM, internação hospitalar e na UTI quando comparados com aqueles que utilizaram somente o teste de ventilação espontânea. Logo, uma possibilidade de otimização do desmame é a integralização de protocolos, conforme demonstra a Figura 1.

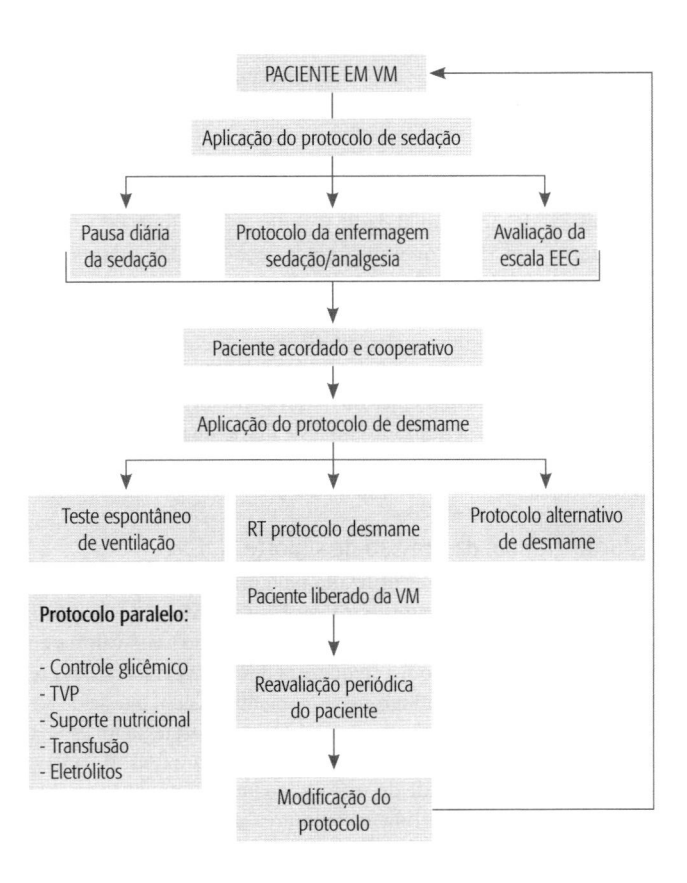

FIGURA 1 Protocolo integrado utilizado com o objetivo de melhora no desfecho dos pacientes de VM.

TÉCNICAS DE DESMAME

São utilizados diversos métodos ventilatórios para realização do desmame, entre os quais podem ser citados: tubo T, IMV, SIMV e PSV.

Em 1990, dois estudos centrais foram conduzidos para comparar diferentes estratégias de desmame da VM. Brochard et al. compararam a redução gradual da PSV, reduções graduais do suporte ventilatório com SIMV ou utilização da peça "T". O uso da redução gradativa da PSV resultou na diminuição do tempo de desmame quando comparado aos demais grupos. Em outro ensaio clínico, Esteban et al. compararam quatro diferentes métodos de desmame em pacientes ventilados mecanicamente: IMV, PSV, tentativas intermitentes de ventilação espontânea ou o teste diário de ventilação espontânea. Nesse estudo, a utilização do teste diário de respiração espontânea levou à extubação cerca de três vezes mais rápido do que a IMV e cerca de duas vezes em relação à PSV.

Redução gradual da pressão de suporte

O modo PSV pode ser utilizado na tentativa de realizar o desmame gradual dos pacientes em VM. Essa abordagem é realizada pela redução gradual da pressão de suporte, sendo esses valores em torno de 2 a 4 cmH_2O, com a frequência de 2 a 4 vezes/dia. Essa redução será realizada até atingir níveis compatíveis com o teste de respiração espontânea, ou seja, 5 a 7 cmH_2O. Essa estratégia foi estudada por estudos já citados, como o de Brochard et al, o qual demonstrou superioridade do método quando comparado à SIMV e o tubo T. Em contrapartida, o estudo realizado por Esteban et al. evidenciou inferioridade da pressão de suporte quando comparado ao tubo T, considerando-se o tempo de duração do desmame assim como a taxa de sucesso.

Ventilação mandatória intermitente sincronizada

Essa modalidade ventilatória é caracterizada pela combinação de ventilações espontâneas realizadas pelo paciente com períodos de ventilação assistocontrolada do ventilador mecânico. A utilização no processo de descontinuação do paciente do ventilador é realizada pela redução da FR mandatória do ventilador. Foi originalmente considerado o ideal para o desmame, pois quando o ventilador realizava os ciclos mandatórios, era esperado o repouso muscular respiratório e, durante a fase espontânea, ocasionaria o condicionamento da musculatura. Entretanto, estudos subsequentes revelaram que os pacientes apresentavam dificuldades de caráter adaptativo ao modo ventilatório. Diversos estudos evidenciaram que esse método é o menos adequado para realização do desmame, aumentando o tempo de VM. Uma possível explicação para esse achado é que com níveis moderados de assistência ventilatória (20 a 50% da ventilação total), estudos eletromiográficos revelaram que a atividade diafragmática e do esternocleidomastoideo não difere significativamente entre os períodos de ventilação assistida e os de ventilação espontânea.

Tubo T – teste de respiração espontânea

A técnica de desmame mais antiga é o teste de ventilação espontânea através do tubo T. No passado, era utilizada com duração de 3 a 5 minutos e era repetida a cada 30 minutos. A duração da respiração espontânea era aumentada progressivamente, de acordo com a tolerância do paciente, da avaliação clínica e dos gases arteriais. Os pacientes não eram extubados antes de horas em ventilação espontânea, chegando até 12 horas conforme estudos da década de 1990. Atualmente, o tubo T é utilizado por um período de até 2 horas ou menos no teste de ventilação espontânea. Na Tabela 3, estão expostos os parâmetros utilizados para interrupção do teste de ventilação espontânea.

TABELA 3 Parâmetros para interrupção do teste de respiração espontânea

Parâmetros	Sinais de intolerância ao teste
Pressão arterial sistólica	> 180 mmHg ou < 90 mmHg
Aumento do trabalho respiratório	Nível de consciência, sudorese, agitação, alteração na ausculta

Essa desconexão do ventilador pode ser realizada com o auxílio de oxigênio suplementar para manutenção SaO_2 acima de 90% com FiO_2 de até 0,4.

Os pacientes em desmame devem ser monitorados continuamente em relação a variáveis clínicas, alterações na troca gasosa e variáveis hemodinâmicas. Essa monitoração é fundamental para a identificação de sinais precoces de intolerância.

Independentemente do protocolo utilizado, a conclusão do processo será bem-sucedida se, decorridas 48 horas após a extubação, o paciente não retornar à ventilação, caso contrário será considerado insucesso.

Recentemente, um grupo espanhol publicou um estudo cujo objetivo foi avaliar o quanto a reconexão do paciente ao ventilador por 1 hora, após um TRE bem-sucedido, pode reduzir a necessidade de reintubação. Os pacientes foram divididos em grupo-controle, extubados após o TRE e grupo-repouso, que retornou à VM após o TRE. A reintubação em até 48 horas foi mais comum no grupo-controle (14%) do que em grupo-repouso (5%). Na análise multivariada, o repouso após o TRE, a gravidade da doença de base conforme escore Apache II e a permanência em VM antes do TRE foram independentemente associados à reintubação.

UTILIZAÇÃO DE PROTOCOLOS DE DESMAME

Uma vez que a condição clínica ou cirúrgica subjacente tenha sido estabilizada e o paciente esteja acordado e com condições de cooperar, o desmame deve ser iniciado. Várias estratégias têm sido desenvolvidas a fim de facilitar o desmame, entre elas a utilização de protocolos que facilitem a identificação dos pacientes que são capazes de serem liberados da VM.

Kollef et al. conduziram um estudo randomizado para a comparação da prática do desmame protocolado e implementado por fisioterapeutas e enfermeiros com o desmame tradicional dirigido por médicos. A duração da VM foi significativamente menor no grupo que utilizou o protocolo quando comparado aos demais. Além disso, ficou evidente a redução de custos hospitalares no grupo que fez uso do protocolo, ou seja, evidenciou-se não somente a evolução clínica, mas também a questão econômica. Nesse estudo, a utilização de um protocolo específico demonstrou a importância da descentralização da tomada de decisão, melhorando a eficiência global do processo.

Já Marelich et al. avaliaram o efeito de um único protocolo de desmame ventilatório em uma UTI geral (clínica e cirúrgica) em relação ao tempo de VM e à incidência de pneumonia associada à VM. Eles relataram a evidência do protocolo em reduzir a duração do suporte ventilatório (de 124 para 68 horas), sem efeitos adversos sobre a evolução clínica do paciente. Além disso, indicaram que o protocolo de desmame foi responsável pela redução de 50% dos casos de pneumonia associada à VM.

Da mesma forma, Dries et al. mostraram que a utilização de protocolo de desmame reduziu o uso da VM em dias, assim como a pneumonia em pacientes cirúrgicos internados na UTI.

Utilizando um computador portátil, Lellouche et al. compararam o tratamento usual para desmame com um protocolo de desmame dirigido por computador baseado em um sistema de *feedback*.

Eles relataram redução no número de dias de duração da VM e redução do tempo de permanência na UTI do grupo com protocolo computadorizado.

A adequada concepção de um protocolo foi realizada por Goodman et al, que descreveram como um protocolo de desmame deve ser concebido e introduzido na UTI de um hospital. Eles indicaram que uma equipe multiprofissional precisa trabalhar a fim de formular um protocolo para implementá-lo, e manter um sistema de auditoria em curso. Embora cada instituição deva personalizar o próprio protocolo à realidade local, existem conceitos gerais importantes que podem facilitar o processo de execução e aprimorar o sucesso. Em primeiro lugar, os protocolos não devem ser vistos como algo estático, mas sim como ferramentas bastante dinâmicas de evolução, que podem ser modificadas a fim de acomodar novos dados para a prática clínica. Em segundo lugar, as instituições devem estar preparadas para empenhar os recursos necessários (p. ex., tecnologia e pessoal) para desenvolver e implementar protocolos de desmame. O protocolo de desmame, conforme a Figura 2, deve contemplar itens a serem avaliados diariamente nos pacientes aptos ao desmame, assim como uma estratégia de resgate do paciente ou ainda como se deve proceder em caso de falha do teste espontâneo de ventilação.

DESMAME DIFÍCIL E VENTILAÇÃO MECÂNICA PROLONGADA

Em torno de 10 a 20% dos pacientes com IRpA necessitam de 21 dias ou mais de suporte ventilatório e, portanto, constitui o subconjunto de VM prolongada. Uma vez estáveis, esses pacientes permanecem dependentes da ventilação de forma crônica, assim como de cuidados intensivos. Um estudo observacional multicêntrico com mais de 1.400 pacientes crônicos constatou que 50% podem ser desmamados da VM. Ao contrário dos pacientes agudos na UTI, os preditores de desmame são pobres para o desfecho dos pacientes em VM prolongada. Os esforços devem ser iniciados o mais precocemente possível nessa população, uma vez que de 10 a 30% tolerarão o teste de respiração espontânea e serão extubados. Para o restante, um desequilíbrio entre a carga respiratória e a capacidade neuromuscular muitas vezes constitui a base da dependência da ventilação.

Nessa população com desmame prolongado, uma nova classificação para realização do desmame, proveniente da Internacional Consensus Conference, pode ser considerada:

- Desmame simples: paciente tolerou o primeiro teste de respiração espontânea sendo extubado com sucesso (70% dos pacientes).
- Desmame difícil: o paciente falhou no teste inicial de respiração espontânea. O sucesso no desmame da ventilação requer mais de 3 testes de respiração espontânea ou 7 dias a partir do primeiro teste.
- Desmame prolongado: o paciente falhou nos últimos 3 testes de respiração espontânea ou foram necessários mais de 7 dias a partir do primeiro teste.

Essa classificação, no entanto, é passível de questionamentos por ter pouco valor diagnóstico e principalmente porque alguns pacientes são simplesmente extubados sem terem sido submetidos ao TRE, ficando, portanto, à margem da classificação da International Consensus Conference. Uma nova proposta de classificação do desmame delimita seu início como a primeira tentativa de retirar o paciente do ventilador, sem levar em conta o método ou uma possível redução do suporte ventilatório. Ao mudar o critério principal, sem levar em conta a presença de um TRE, o poder prognóstico dessa nova classificação tende a ser melhor que o da anterior. Os autores consideram que cada dia de insucesso no desmame, após essa primeira tentativa, está

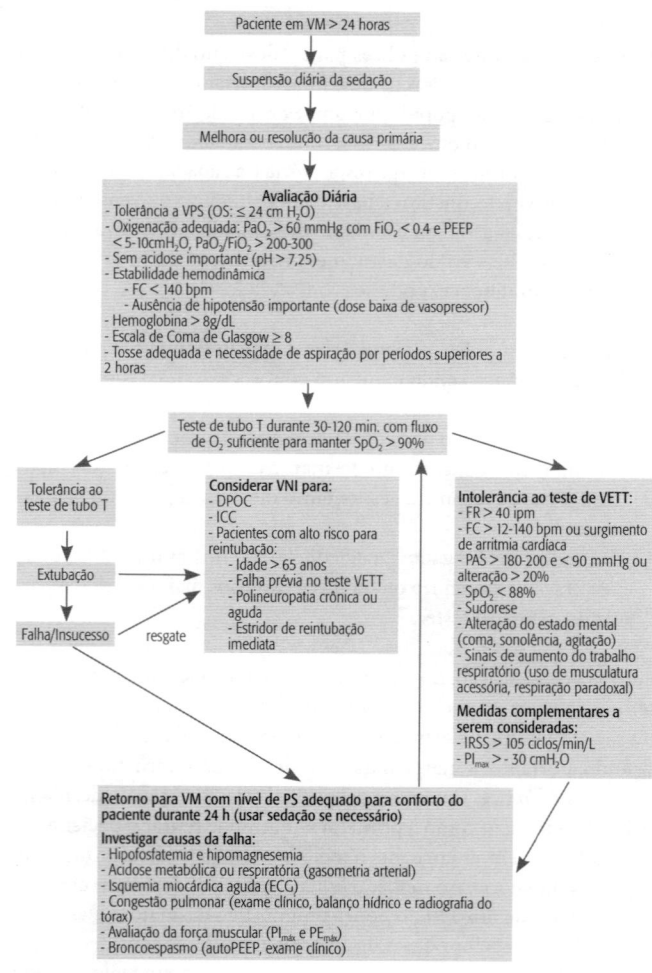

FIGURA 2   Protocolo de desmame da VM.

associada ao aumento de mortalidade. O estudo que propôs essa nova classificação, denominado WIND (*weaning according to a new definition*), avaliou 2.729 pacientes, dos quais 24% nunca iniciaram um processo de desmame; para 57%, o desmame durou menos de 24 horas (desmame simples – grupo 1), 10% foram classificados como em desmame difícil (mais de 1 dia e menos de 1 semana – grupo 2) e 9% como desmame prolongado (1 semana ou mais – grupo 3). A permanência em VM e na UTI, bem como a mortalidade (6%, 17% e 29%, respectivamente para os três grupos) aumentaram significativamente de um grupo para o outro.

Aproximadamente um terço dos pacientes estão inseridos em categorias de desmame prolongado e difícil e apresentam chance de mortalidade em torno de 25% em relação ao observado naqueles com desmame simples (5%). A maior taxa de mortalidade observada nos pacientes com desmame difícil pode ser resultado das complicações relacionadas com a VM ou à doença subjacente que originou a VM. Foram identificados diversos mecanismos relacionados com a falha do desmame, entre eles o desequilíbrio entre a demanda e a capacidade ventilatória. Fatores intrínsecos, tais como aumento na resistência da via aérea, aumento da hiperinsuflação dinâmica e reduzida capacidade muscular ventilatória, são os mais comumente responsáveis. A fadiga da musculatura respiratória não ocorre como consequência

1ª Tentativa de separação

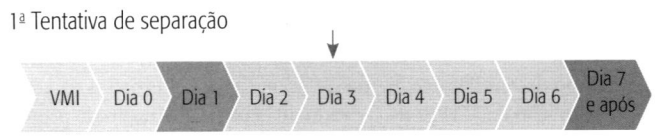

FIGURA 3 Classificação do desmame conforme o WIND Study: considera-se o momento inicial como a primeira tentativa de separar o paciente do ventilador. De VMI a dia 3: desmame simples; de dia 4 a dia 6: desmame difícil; de dia 7 e após: desmame prolongado.

do teste de respiração espontânea; se o processo é acompanhado de perto, o paciente retornará ao ventilador ao início da disfunção.

Nesse grupo de pacientes, um protocolo de desmame difícil deve ser utilizado a fim de realizar o *screening* diário, tal como o sugerido na Figura 4.

O sucesso no desmame da VM dependerá da aplicação de julgamento qualificado, tomada de decisão e intervenção da equipe multidisciplinar. Muitos pacientes não necessitam de um tempo prolongado em ventilação, o que acarreta risco de lesão pulmonar induzida pelo ventilador, pneumonia nosocomial, trauma na via aérea e consequente aumento dos custos de internação.

Por outro lado, a descontinuação do suporte ventilatório de forma prematura e agressiva pode precipitar a fadiga da musculatura respiratória, bem como alterações nas trocas gasosas e na via aérea.

Diversos fatores estão envolvidos no processo de desmame, tais como:

- Muitos pacientes ventilados mecanicamente poderão ser extubados após um breve teste de ventilação espontânea.
- Muitos preditores de desmame podem não ser suficientemente efetivos para a tomada de decisão.
- A avaliação contínua e o regime ventilatório podem influenciar na dependência do paciente ao ventilador.
- A duração do teste de ventilação espontânea pode durar de 30 a 120 minutos.
- Protocolos de pausa diária na sedação demonstram reduzir o tempo de ventilação e desmame em pacientes internados na UTI.
- A duração da VM pode ser reduzida com a utilização de protocolos específicos de desmame.
- A abordagem fisioterapêutica pode reduzir o tempo de ventilação mecânica.

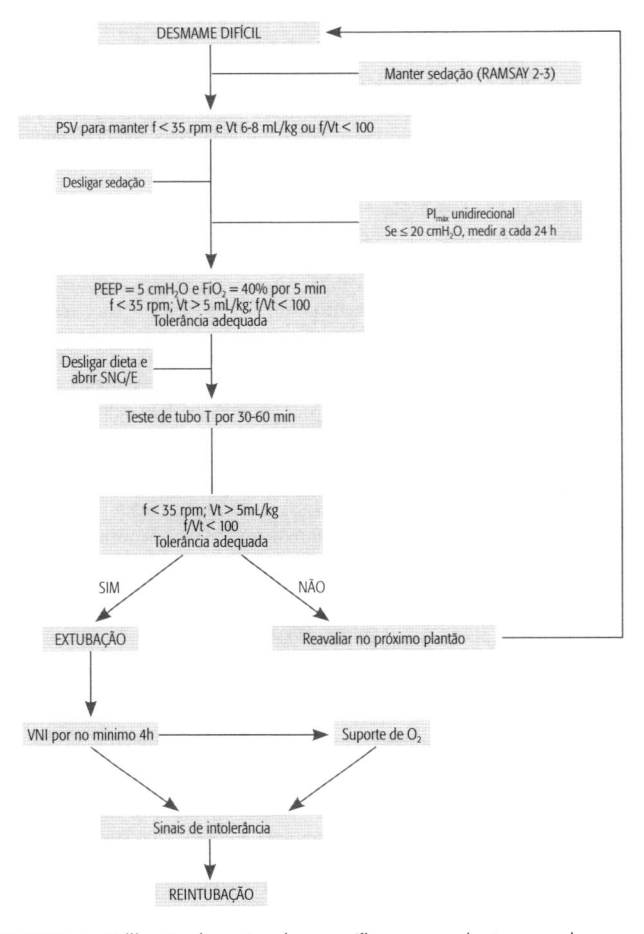

FIGURA 4 Utilização de protocolo específico para pacientes com desmame difícil.

BIBLIOGRAFIA

Béduneau G, Pham T, Schortgen F, Piquilloud L, Zogheib E, Jonas M, et al; WIND (Weaning according to a New Definition) Study Group and the REVA (Réseau Européen de Recherche en Ventilation Artificielle) Network. Epidemiology of Weaning Outcome according to a New Definition. The WIND Study. Am J Respir Crit Care Med. 2017;195(6):772-83.

Boles JM, Bion J, Connors A, Herridge M, Marsh B, Melot C, et al. Weaning from mechanical ventilation. Eur Respir J. 2007;29(5):1033-56.

Brochard L, Rauss A, Benito S, Conti G, Mancebo J, Rekik N, et al. Comparison of three methods of gradual withdrawal from ventilatory support during weaning from mechanical ventilation. Am J Respir Crit Care Med. 1994;150(4):896-903.

Cabello B, Mancebo J. Work of breathing. Intensive Care Med. 2006;32(9):1311-4.

Cabello B, Thille AW, Roche-Campo F, Brochard L, Gomez FJ, Mancebo J. Physiological comparison of three spontaneous breathing trials in difficult-to-wean patients. Intensive Care Med. 2010;36(7):1171-9.

Capdevila XJ, Perrigault PF, Perey PJ, Roustan JP, d'Athis F. Occlusion pressure and its ratio to maximum inspiratory pressure are useful predictors for successful extubation following T-piece weaning trial. Chest. 1995;108(2):482-9.

Crocker C. Weaning from ventilation – current state of the science and art. Nurs Crit Care. 2009;14(4):185-90.

Dries DJ, McGonigal MD, Bor BJ, Sullivan C. Protocol-driven ventilator weaning reduces use of mechanical ventilation, rate of early reintubation, and ventilator-associated pneumonia. J Trauma. 2004;56(5):943-51.

Egerod I, Christensen BV, Johansen L. Trends in sedation practices in Danish intensive care units in 2003: a national survey. Intensive Care Med. 2006;32(1):60-6.

El-Khatib MF, Bou-Khalil. Clinical review: liberation from mechanical ventilation. Crit Care. 2008;12(4):221-32.

El-Khatib MF, Zeineldine SM, Jamaleddine GW. Effect of pressure support ventilation and positive end expiratory pressure on the rapid shallow breathing index in the intensive care unit patients. Intensive Care Med. 2008;34(3):505-10.

Ely EW, Baker AM, Dunagan DP, Burke HL, Smith AC, Kelly PT, et al. Effect on the duration of mechanical ventilation of identifying patients capable of breathing spontaneously. N Engl J Med. 1996;335(25):1864-9.

Epstein SK, Ciubotaru RL, Wong JB. Effect of failed extubation on the outcome of mechanical ventilation. Chest. 1997;112(1):186-92.

Epstein SK. Decision to extubate. Intensive Care Med. 2002;28(5):535-46.

Epstein SK. Extubation. Respir Care. 2002;47(4):483-95.

Epstein SK. Weaning from ventilatory support. Curr Opin Crit Care. 2009;15(1):36-43.

Esteban A, Anzueto A, Frutos F, Alia I, Brochard L, Stewart TE, et al. Mechanical Ventilation Internacional Group. Characteristics and outcomes in adult patients receiving mechanical ventilation: on 28-day internacional study. JAMA. 2002;287(3):245-55.

Esteban A, Frutos F, Tobin MJ, Alia I, Solsona JF, Valverdú I, et al. A comparison of four methods of weaning patients from mechanical ventilation. Spanish Lung Failure Collaborative Group. N Engl J Med. 1995;332(6):345-50.

Feihl F, Broccard AF. Interactions between respiration and systemic hemodynamics, part I: basic concepts. Intensive Care Med. 2009;35(1):45-54.

Fernandez MM, González-Castro A, Magret M, Bouza MT, Ibañez M, García C, et al. Reconnection to mechanical ventilation for 1 h after a successful spontaneous breathing trial reduces reintubation in critically ill patients: a multicenter randomized controlled trial. Intensive Care Med. 2017;43(11):1660-7.

Girard TD, Kress JP, Fuchs BD, Thomason JW, Schweickert WD, Pun BT, et al. Efficacy and safety of a paired sedation and ventilator weaning protocol for mechanically ventilated patients in intensive care (Awakening and Breathing controlled trial) a randomized controlled trial. Lancet. 2008;371(9607):126-34.

Girard TD. Living on the lighter side of sedation in the intensive care unit: is there a psychological cost? Crit Care Med. 2009;37(9):2654-5.

Goldwasser R, Farias A, Freitas EE, Saddy F, Amado V, Okamoto V. Desmame e interrupção da ventilação mecânica. J Bras Pneumol. 2007;33(7):128-36.

Goligher E, Ferguson ND. Mechanical ventilation: epidemiological insights into current practices. Curr Opin Crit Care. 2009;15(1):44-51.

Goodman S. Implementing a protocol for weaning patients off mechanical ventilation. Nurs Crit Care. 2006;11(1):23-32.

Hall JB, Schweickert W, Kress JP. Role of analgesics, sedatives, neuromuscular blockers, and delirium. Crit Care Med. 2009;37(10 Suppl):S416-21.

Imsand C, Feihl F, Perret C, Fitting JW. Regulation of inspiratory neuromuscular output during synchronized intermittent mechanical ventilation. Anesthesiology. 1994;80(1):13-22.

Knebel A. Ventilator weaning protocols and techniques: getting the job done. AACN Clin Issues. 1996;7(4):550-9.

Kollef MH, Levy NT, Ahrens TS, Schaiff R, Prentice D, Sherman G. The use of continuous i.v. sedation is associated with prolongation of mechanical ventilation. Chest. 1998;114(2):541-8.

Kollef MH, Micek ST. Using protocols to improve patient outcomes in the intensive care unit: focus on mechanical ventilation and sepsis. Semin Respir Crit Care Med. 2010;31(1):19-30.

Kollef MH, Shapiro SD, Silver P, St John RE, Prentice D, Sauer S, et al. A randomized, controlled trial of protocol-directed versus physician-directed weaning from mechanical ventilation. Crit Care Med. 1997;25(4):567-74.

Kollef MH. Clinical practice improvement initiatives: don't be satisfied with the early results. Chest. 2009;136(2):335-8.

Kress JP, Pohlman AS, O'Connor MF, Hall JB. Daily interruption of sedative infusions in critically ill patients undergoing mechanical ventilation. N Engl J Med. 2000;342(20):1471-7.

Krishnan JA, Moore D, Robeson C, Rand CS, Fessler HE. A prospective, controlled trial of a protocol-based strategy to discontinue mechanical ventilation. Am J Respir Crit Care Med. 2004;169(6):673-8.

Kuhlem R, Hausmann S, Pappert D, Slama K, Rossaint R, Falke K. A new method for $P_{0,1}$ measurement using standard respiratory equipament. Intensive Care Med. 1995;21(7):554-60.

Lellouche F, Mancebo J, Polliet P, Roeseler J, Schortegen F, Dojat M, et al. A multicenter trial of computer-driven protocolized weaning from mechanical ventilation. Am J Respir Crit Care Med. 2006;174(8):849-900.

Mancebo J. Weaning from mechanical ventilation. Euro Respir J. 1996;9(9):1923-31.

Marelich GP, Murin S, Battistella F, Inciardi J, Vierra T, Roby M. Protocol weaning of mechanical ventilation in medical and surgical patients by respiratory care practitionersand nurses: effect on weaning time and incidence of ventilator-associated pneumonia. Chest. 2000;118(2):459-67.

Marelich GP, Murin S, Battistella F, Inciardi J, Vierra T, Rody M. Protocol weaning of mechanical ventilation in medical and cirurgical patients by respiratory care by practitioners and nurses: effect on weaning time and incidence of ventilator-associated pneumonia. Chest. 2000;118(2):459-67.

Martinez A, Seymour C, Nam M. Minute ventilation recovery time: a predictor of extubation outcomes. Chest. 2003;123(4):1214-21.

Mion LC, Minnick AF, Leippzig R, Catrambone CD, Johnson ME. Patient-inciated device removal in intensive care units: a national prevalence study. Crit Care Med. 2007;35(12):2714-20.

Mion LC, Minnick AF, Leipzig R, Catrambone CD, Johnson ME. Patient-initiated device removal in intensive care units: a national survey prevalence study. Crit Care Med. 2007;35(12):2714-20.

Nemer SN, Barbas CS, Caldeira JB, Cárias TC, Santos RG, Almeida LC, et al. A new integrative weaning index of discontinuation from mechanical ventilation. Crit Care. 2009;13(5):R152.

Peeters MY, Bras LJ, DeJongh J, Wesselink RM, Aarts LP, Danhof M, Knibbe CA. Disease severity is a major determinant for the pharmacodynamics of propofol in critically ill patients. Clin Pharmacol Ther. 2008;83(3):443-51.

Pichard C, Kyle U, Chevrolet JC, Jolliet P, Slosman D, Mensi N, et al. Lack of effects growth hormone an muscle function in patients requiring prolonged mechanical ventilation: a prospective, randomized, controlled study. Crit Care Med. 1996;24(3):406-13.

Richard C, Teboul JL. Weaning failure from cardiovascular origin. Intensive Care Med. 2005;31(12):1605-7.

Sahn S, Lakshminarayan S, Petty TL. Weaning from mechanical ventilation. JAMA. 1976;235(20):2208-12.

Salam A, Tilluckdharry L, Amoateng-Adjepong Y, Manthous CA. Intensive Care Med. 2004;30(7):1334-9.

Scheinhorn DJ, Hassenpflug MS, Votto JJ, Chao DC, Epstein SK, Doig GS, et al.; Ventilation Outcomes Study Group. Post-ICU mechanical ventilation at 23 long-term care hospitals: a multicenter outcomes study. Chest. 2007;131(1):85-93.

Scheinhorn DJ, Hassenpflug MS, Votto JJ, Chao DC, Epstein SK, Doig GS; Ventilation Outcomes Study Group. Ventilator-dependent survivors of catastrophic illness transferred to 23 long-term care hospitals for weaning from prolonged mechanical ventilation. Chest. 2007;131(1):76-84.

Seymour CW, Halpern S, Christie JD, Gallop R, Fuchs BD. Minute ventilation recovery time measured using a new simplified methodology predicts extubation outcome. J Intensive Care Med. 2008;23(1):52-60.

Strom T, Martinussen T, Toft P. A protocol of no sedation for critically ill patients receiving mechanical ventilation: a randomised trial. Lancet. 2010;375(9713):475-80.

Tanios MA, Nevins ML, Hendra KP, Cardinal P, Allan JE, Naumova EN, Epstein SK. A randomized, controlled trial of the role of weaning predictors in clinical decision making. Crit Care Med. 2006;34(10):2530-5.

Teixeira C, da Silva NB, Savi A, Vieira SRR, Nasi LA, Friedman G, et al. Central venous saturation is a predictor of reintubation in difficult-to-wean patients. Crit Care Med. 2010;38(2):491-6.

Tobin M. Principles and practice of mechanical ventilation. 2nd ed. New York: MacGraw Hill; 2006.

Tobin MJ, Jubran A. Meta-analysis under the spotlight: focused on a meta-analysis of ventilator weaning. Crit Care Med. 2008;36(1):1-7.

Tobin MJ, Jubran A. Variable performance of weaning-predictor tests; role of Byes' theorem and spectrum and test referral bias. Care Med. 2006;32(12):2002-12.

Tobin MJ. Advances in mechanical ventilation. N Engl J Med. 2001;344(26):1986-96.

Tobin MJ. Of principles and protocols and weaning. Am J Resp Crit Care Med. 2004;169(6):673-8.

Trwit JD, Marini JJ. Validation of a technique to assess maximal inspiratory pressure in poorly cooperative patients. Chest. 1992;102(4):1216-9.

Zilberberg MD, Luippold RS, Sulsky S, Shorr AF. Prolonged acute mechanical ventilation, hospital resource utilization, and mortality in the United States. Crit Care Med. 2008;36(3):724-30.

Ventilação não invasiva: indicações e aplicações | 6

Ana Maria Gonçalves Carr

INTRODUÇÃO

Os consensos brasileiros de ventilação mecânica preconizam como suporte não invasivo a utilização de pressão positiva, pressão negativa, cinta pneumática, marca-passo diafragmático ou respiração glossofaríngea para o suporte ventilatório sem a invasão do sistema respiratório. Mas pela praticidade, pouco gasto e fácil aplicação, a ventilação não invasiva por pressão positiva (VNIPP) é a mais utilizada nos grandes centros hospitalares, sendo necessário apenas um ventilador de pressão positiva e uma máscara para acoplar ao paciente, além de pessoal experiente e treinado para a aplicação.

Desde sua aplicação inicial na década de 1980, vários estudos demonstraram análises de diferentes tipos de doenças que poderiam se beneficiar da VNIPP, com achados e soluções interessantes que tornaram esse método de ventilação cada vez mais utilizado, entre eles: o aumento da PaO_2, ajuste de $PaCO_2$, diminuição da intubação orotraqueal (IOT) em pacientes com falência respiratória.

A VNIPP é um dos maiores avanços na medicina intensiva respiratória, sendo mais utilizada em doença pulmonar obstrutiva crônica (DPOC) com acidose respiratória e no desmame da ventilação mecânica invasiva. Em pacientes hipoxêmicos há melhora do quadro. Alguns estudos com a VNIPP em insuficiência respiratória aguda (IRpA) e DPOC verificaram que se torna alternativa completa à ventilação invasiva, na tentativa de reduzir o tempo de intubação. Para o uso domiciliar, é efetivo, tanto em longo quanto em curto prazo, para pacientes com doenças pulmonares restritivas e DPOC.

Em cardiopatas, a VNIPP está bem fundamentada pelos inúmeros estudos em grandes centros. Meyer et al. analisaram que a insuficiência cardíaca congestiva leva ao aumento do líquido extravascular pulmonar com redução do volume e complacência pulmonar e ao aumento da resistência de vias aéreas, resultando em um grande trabalho respiratório, cardíaco, aumento do consumo de oxigênio e da sobrecarga ventricular esquerda, que pode ser beneficiada com a VNIPP, principalmente no período noturno, melhorando a fração de ejeção durante o dia, com melhora da classe funcional em cardiopatas crônicos com apneia obstrutiva do sono. A VNIPP está associada com a redução da letalidade, diminuindo a necessidade de intubação, além de menor período de internação hospitalar.

Apesar dos benefícios, Brigg et al. chamam a atenção para uma rigorosa monitoração antes e durante a VNIPP, pois sendo esta comumente utilizada no tratamento de problemas de oxigenação, pode-se subestimar a falência dos pacientes, tornando-se assim prejudicial e passível de complicações.

A IRpA pós-extubação é um dos principais problemas clínicos em UTI, com mortalidade hospitalar por volta de 30 a 40%. Para os doentes que apresentam falha no desmame, alguns estudos recentes indicam que a VNIPP apresenta poucas complicações, com baixa incidência de pneumonia e traqueostomia, não havendo diferença estatística na mortalidade e dias de UTI. Também não há diminuição na reintubação ou mortalidade, mas há a diminuição nesses valores quando instalada precocemente em doentes de alto risco.

A VNIPP também vem sendo estudada em relação aos efeitos sobre a mortalidade, pois tem diminuído as complicações respiratórias da cânula orotraqueal e do decúbito prolongado em leito. A VNIPP tem sido uma das principais formas de tratamento da IRpA nas UTI e nos pronto-atendimentos. Preconiza-se que cada membro da equipe responsável pelo doente tenha pleno conhecimento e entendimento da fisiopatologia da IRpA, bem como de seu tratamento e complicações, para individualizar e adequar o tratamento desses doentes. A equipe deve ser bastante familiarizada com a técnica e com os aparelhos a serem utilizados, bem como com utilização correta das interfaces e das modalidades aplicadas individualmente.

INDICAÇÕES

Os objetivos principais da VNIPP baseiam-se em reverter as alterações mais importantes que os diferentes tipos de doentes apresentam, isto é, aumento da $PaCO_2$, aumento do volume-minuto e consequentemente do trabalho respiratório, que podem evoluir em alguns pacientes, com diminuição do volume-minuto e do nível de consciência, levando à necessidade de intubação. Sabendo-se dessas alterações, tenta-se com a VNIPP atingir melhores níveis de pH sanguíneo, aumentar a PaO_2, diminuir ou ajustar a $PaCO_2$ e diminuir o trabalho respiratório. Algumas indicações estão citadas no Quadro 1.

QUADRO 1   Indicações da ventilação não invasiva

Doenças neuromusculares

Deformidades da caixa torácica

Asma grave

(continua)

QUADRO 1   Indicações da ventilação não invasiva *(continuação)*

Falência diafragmática
Edema agudo de pulmão cardiogênico
Alterações respiratórias com hipoxemia
Lesão pulmonar aguda
Desmame precoce com consequente retirada da ventilação mecânica
Apneia obstrutiva do sono
Escolha do paciente em não intubar

O III Consenso Brasileiro de Ventilação Mecânica indica outras particularidades além das indicações anteriores:

- Cooperação do paciente perante a técnica empregada.
- Paciente capaz de manter a permeabilidade da via aérea superior, assim como a integridade dos mecanismos de deglutição e a capacidade de mobilizar secreções.
- Pós-operatório imediato.
- Desmame precoce.
- Insuficiência respiratória aguda hipoxêmica.

Nova análise da VNIPP foi lançada recentemente pelo European Respiratory Journal, em que as aplicações foram novamente analisadas. Entre elas, a VNIPP deve ser indicada na DPOC para prevenir acidose respiratória aguda, prevenir intubação e como prevenção de um suporte invasivo em acidose respiratória grave.

Nesse caso, a forma de VNIPP bilevel é recomendada para pacientes em IRpA com exacerbação da DPOC.

Em pacientes com edema pulmonar cardiogênico, tanto na forma de pressão positiva contínua nas vias aéreas ou com dois níveis pressóricos, há melhora na mecânica respiratória e diminuição da pós-carga sobre o ventrículo esquerdo.

Em pacientes imunocomprometidos com IRpA, a diretriz recomenda a VNIPP nas crises leves a moderadas, objetivando diminuir o trabalho da musculatura respiratória.

Na IRpA no pós-operatório, tanto a bilevel quanto a CPAP (pressão positiva contínua nas vias aéreas), podem ser utilizados, pois promovem melhor aeração pulmonar, prevenindo atelectasias. No trauma torácico, embora não haja uma recomendação definitiva, pode-se utilizar a VNIPP desde que melhore o desconforto respiratório e a dor torácica.

Outra importante indicação refere-se à utilização da VNIPP em cuidados paliativos, em que a falta de ar aumenta à medida da piora do quadro e morte iminente. Estudos demonstram que a VNIPP pode até promover diminuição do uso de morfina para aliviar a dispneia, sendo amplamente aceita pelos pacientes.

Após a IOT, muitos pacientes podem cursar com IRpA, principalmente aqueles com mais de 65 anos e com doença cardíaca ou respiratória prévias. A VNIPP então é uma forma eficaz de prevenir a ReIOT por IRpA.

Já no desmame da ventilação invasiva, a VNIPP é bem recomendada, pois mantém as trocas gasosas ajustadas e acelera o processo de desmame, com exceção dos pacientes hipoxêmicos graves.

CONTRAINDICAÇÕES

Para análise das contraindicações deve-se ter intensa avaliação por parte da equipe, principalmente nas variações que os pacientes apresentam (Quadro 2).

Algumas contraindicações, com os diversos estudos e prática clínica, tornaram-se relativas, como pós-operatório de cirurgias gástricas, gestação, obesidade mórbida e hipersecretividade, em que o doente deve ter bom manejo da tosse e proteção de vias aéreas.

QUADRO 2　　Contraindicações da ventilação não invasiva

Absolutas (sempre evitar)	Necessidade de intubação de emergência
	Parada cardíaca ou respiratória
Relativas (analisar caso a caso, risco X benefício)	Incapacidade de cooperar, proteger as vias aéreas ou secreções abundantes
	Rebaixamento do nível de consciência (exceto acidose hipercápnica em DPOC)
	Falências orgânicas não respiratórias (encefalopatia, arritmias malignas ou hemorragia digestiva grave com instabilidade hemodinâmica)
	Cirurgia facial ou neurológica
	Trauma ou deformidade facial
	Alto risco de aspiração
	Obstrução de vias aéreas superiores
	Anastomose de esôfago recente (evitar pressurização acima de 20 cmH$_2$O)

(Diretrizes Brasileiras de Ventilação Mecânica, 2013).

COMPLICAÇÕES

Atualmente, muitos estudos demonstram que um tempo maior de utilização ao longo do dia pode mascarar a necessidade de VNIPP, podendo ter como efeitos deletérios as lesões de face decorrentes da máscara, hipoventilação e piora da IRpA, agravando o quadro e diminuindo a expectativa de vida (Quadro 3).

CRITÉRIOS PARA INTERRUPÇÃO DA VNI

Desde os estudos iniciais que analisavam a VNIPP nos diferentes tipos de doentes nas UTI, muito se verificou em relação às modalidades e interfaces utilizadas. Mas, é unânime nos estudos que, se

QUADRO 3   Complicações da ventilação não invasiva

Necrose facial
Sangramento nasal
Hematomas no topo do nariz
Maceramento da pele
Distensão abdominal
Aspiração do conteúdo gástrico
Hipoxemia transitória
Ressecamento nasal, oral e lesão de conjuntiva
Conjuntivite
Barotrauma
Confusão mental
Hipercapnia
Arritmia cardíaca
Parada cardiorrespiratória

(Carvalho, 2000 e o International Consensus Conferences, 2000).

não houver conforto e interação do paciente com a técnica, devem ser respeitados os seguintes tópicos para a interrupção:

- Instabilidade hemodinâmica.
- Alteração do nível de consciência.
- Necessidade de IOT conforme julgamento da equipe médica.
- Aspiração do conteúdo gástrico.
- Não adaptação do paciente à VNIPP.
- Ocorrência de complicações como lesão de pele ou conjuntiva.
- Critérios específicos de cada equipe das UTI.

Outras situações que podem correr o risco de falha da VNIPP estão descritas no Quadro 4, devendo-se então atentar para estes doentes ou situações:

QUADRO 4 Falha de extubação

Hipercapnia
Insuficiência cardíaca congestiva
Tosse ineficaz ou secreção retida em vias aéreas
Mais do que um fracasso no teste de respiração espontânea
Mais do que uma comorbidade
Obstrução das vias aéreas superiores
Idade > 65 anos
Aumento da gravidade, avaliadas por um APACHE > 12 no dia da extubação
Tempo de ventilação mecânica > 72 horas
Paciente portador de doenças neuromusculares
Pacientes obesos

(Fonte: Diretrizes Brasileiras de Ventilação Mecânica, 2013)

A ventilação não invasiva também pode ser utilizada para pacientes com DPOC com uma exacerbação aguda em três contextos clínicos:

1. Para prevenir a acidose respiratória aguda.
2. Para prevenir intubação endotraqueal e ventilação mecânica invasiva em pacientes com acidose leve a moderada e dificuldade respiratória.
3. Como alternativa à ventilação invasiva em pacientes com acidose grave e dificuldade respiratória mais grave.

A VNIPP deve ser utilizada na insuficiência respiratória aguda (IRpA) por exacerbação da DPOC para prevenir o desenvolvimento de acidose respiratória?

A diretriz sugere que a VNIPP não seja utilizada em pacientes com hipercapnia, que não estejam acidóticos no cenário de uma exacerbação da DPOC (recomendação condicional, pouca certeza de provas).

VNIPP deve ser usada na insuficiência respiratória aguda hipercápnica estabelecida pela exacerbação da DPOC?

Pacientes com pH entre 7,25 e 7,35, na ausência de uma causa metabólica para a acidose, normalmente não seriam considerados como necessitando de intubação e ventilação mecânica. É nesse grupo que existe a base de evidências mais forte para apoiar o uso de VNIPP bilevel. Uma melhora no pH ou na frequência respiratória, ou idealmente em ambos, é um bom preditor de um resultado bem-sucedido com a VNIPP; naqueles que responderão, a resposta é quase universalmente vista nas primeiras 1 a 4 horas após o início da VNIPP.

É recomendada VNIPP bilevel para pacientes com IRpA levando à acidose respiratória aguda ou aguda-crônica (pH ≤ 7,35) pela exacerbação da DPOC (recomendação forte, alta certeza de evidência).

Indica-se uma tentativa de VNIPP bilevel em pacientes considerados como necessitando de intubação endotraqueal e ventilação mecânica, a menos que o paciente esteja imediatamente se deteriorando (recomendação forte, certeza moderada de evidência).

VNIPP deve ser utilizada na IRpA pelo edema pulmonar cardiogênico?

A fisiopatologia da insuficiência respiratória durante o edema pulmonar cardiogênico inclui diminuição da complacência do sistema respiratório e inundação alveolar devido à alta pressão capilar associada ou não à disfunção sistólica do ventrículo esquerdo. A VNIPP (incluindo tanto bilevel quanto CPAP) nesse contexto tem a capacidade de melhorar a mecânica respiratória e facilitar o trabalho do ventrículo esquerdo, diminuindo a pós-carga deste. Isso é facilitado pela diminuição das oscilações de pressão negativa geradas pelos músculos respiratórios.

Recomenda-se VNIPP bilevel ou CPAP para pacientes com IRpA por edema pulmonar cardiogênico (recomendação forte, certeza moderada de evidência).

VNIPP deve ser usada em crise de asma aguda?

A principal característica da asma aguda é um episódio súbito e reversível de broncoconstrição, levando ao aumento da resistência das vias aéreas, que varia em gravidade. A alteração aguda na carga mecânica gera hiperinsuflação, aumento do esforço muscular respiratório e dispneia. A hiperinsuflação também reduz a eficiência da musculatura respiratória e, assim, a bomba muscular respiratória pode se esgotar, levando à hipercapnia. A VNIPP é usada, juntamente com o tratamento farmacológico convencional, com o objetivo de diminuir o trabalho muscular respiratório, que é muito aumentado durante os episódios de broncoconstrição aguda, melhorar a ventilação, diminuir a sensação de dispneia e, finalmente, evitar intubação e ventilação mecânica invasiva. Possivelmente porque a magnitude do problema seja pequena (isto é, episódios de asma aguda que requerem internação em UTI são incomuns), não há muita pesquisa publicada nesse campo. Um estudo fisiológico dá algum suporte ao uso de CPAP.

Dada a incerteza das evidências, não foi oferecida recomendação sobre o uso de VNIPP para IRpA por asma.

VNIPP deve ser usada para IRpA em pacientes imunocomprometidos?

A IRpA é a principal indicação para admissão em UTI em pacientes imunocomprometidos. A literatura atualmente disponível apoia o uso da VNIPP como uma abordagem de primeira linha para o manejo da IRpA leve a moderada em pacientes selecionados com imunossupressão de várias etiologias. Vários estudos relataram benefícios clínicos da VNIPP, embora o monitoramento rigoroso na UTI e a pronta disponibilidade de ventilação mecânica invasiva sejam obrigatórios.

Recomenda-se a VNIPP precoce para pacientes imunocomprometidos com IRpA (recomendação condicional, certeza moderada de evidência).

VNIPP deve ser usada na IRpA no contexto pós-operatório?

Cirurgias, particularmente aquelas que se aproximam do diafragma, com anestesia e dor pós-operatória, podem ter efeitos deletérios no sistema respiratório, causando hipoxemia, diminuição do volume pulmonar e atelectasia. Essas modificações da função respiratória ocorrem precocemente após a cirurgia e a disfunção do diafragma pode durar até 7 dias, levando a uma importante deterioração da oxigenação arterial.

A manutenção da oxigenação adequada e a prevenção de sintomas de desconforto respiratório no pós-operatório são de grande importância, especialmente quando ocorrem complicações pulmonares, como a IRpA. Tanto VNIPP bilevel quanto CPAP são frequentemente usados nessas situações clínicas. Estudos de imagem mostraram que o uso de VNIPP pode aumentar a aeração pulmonar e diminuir a quantidade de atelectasia durante o pós-operatório de pacientes submetidos à cirurgia abdominal de grande porte.

Recomenda-se a VNIPP para pacientes com IRpA pós-operatória (recomendação condicional, certeza moderada de evidência).

VNIPP deve ser usada em pacientes com IRpA recebendo cuidados paliativos?

Nos cuidados paliativos, a intensidade da falta de ar frequentemente piora à medida que a morte se aproxima. A terapia com opioides é altamente eficaz para esse sintoma, mas com vários efeitos colaterais potencialmente indesejáveis, incluindo sedação excessiva. Nesse contexto, a VNIPP seria considerada eficaz se melhora a falta de ar e o desconforto respiratório sem causar outras consequências preocupantes, como desconforto na máscara ou prolongamento indevido da vida. Dois ensaios clínicos randomizados de pacientes com câncer avançado avaliaram a eficácia da VNIPP na redução da dispneia. Curiosamente, um estudo mostrou que a VNIPP pode reduzir a dose de morfina necessária para aliviar a dispneia, mantendo uma melhor função cognitiva. No geral, a VNIPP teve uma taxa similar de aceitação pelos pacientes em comparação com a oxigenoterapia (~60%).

Recomenda-se oferecer a VNIPP a pacientes dispneicos para paliação no contexto de câncer terminal ou outras condições terminais (recomendação condicional, certeza moderada de evidência).

VNIPP deve ser usada na IRpA por trauma torácico?

A escassez de estudos, a heterogeneidade no desenho do estudo, diferentes comparadores (oxigênio ou ventilação invasiva), diferentes gravidades dos pacientes no recrutamento e diferentes causas de IRpA (fratura de costela ou tórax instável) dificultam que seja feita uma recomendação definitiva. No entanto, os resultados gerais positivos sugerem um teste cauteloso de VNIPP nesses pacientes quando a dor for controlada e a hipoxemia não for grave.

Recomenda-se a VNIPP para pacientes com trauma torácico com IRpA (recomendação condicional, certeza moderada de evidência).

VNIPP deve ser usada na IRpA por doença viral pandêmica?

O uso de VNIPP para síndrome respiratória aguda grave e outras doenças transmitidas pelo ar foi avaliado em vários estudos observacionais e permanece controverso. Esses estudos relataram taxas de falha de VNIPP de 30 e 33%, sem evidência de disseminação viral para cuidadores que tomaram as devidas precauções. Mais recentemente, a VNIPP também foi usada em pacientes com IRpA por infecção pelo vírus influenza A H1N1, com taxas de falha variando entre 13 e 77%. No entanto, nenhum ensaio clínico randomizado avaliou a eficácia da VNIPP em tais pandemias.

Dada a incerteza das evidências, não foi oferecida uma recomendação para essa questão.

VNIPP deve ser usada para prevenir a insuficiência respiratória pós-extubação?

Os benefícios da aplicação precoce de VNIPP logo após a extubação foram avaliados em pacientes não selecionados (quaisquer pacientes após a extubação planejada) e em pacientes de risco. Para a maioria dos estudos, o risco incluiu pacientes com idade > 65 anos ou aqueles com doença cardíaca ou respiratória subjacente. A análise agrupada realizada na metanálise demonstrou que o uso de VNIPP levou à diminuição na mortalidade (RR 0,41, IC 95% 0,21-0,82; certeza moderada) e da necessidade de intubação (RR 0,75, IC 95% 0,49-1,15; baixa certeza). O início da VNIPP após a extubação planejada diminui tanto a taxa de intubação quanto a mortalidade em pacientes com alto risco de falha na extubação. Pacientes com extubação não planejada são um grupo de maior risco e estudos adicionais devem abordar especificamente o uso de VNIPP nesse grupo. No geral, em pacientes não selecionados pós-extubação, a VNIPP não ofereceu benefícios em comparação com a oxigenoterapia padrão.

Recomenda-se que a VNIPP seja usada para prevenir a insuficiência respiratória pós-extubação em pacientes de alto risco pós-extubação (recomendação condicional, baixa certeza de evidência). Por outro lado, não é recomendada a VNIPP para prevenir IRpA em pacientes que não sejam de alto risco.

VNIPP deve ser usada no tratamento da insuficiência respiratória que se desenvolva após a extubação?

O uso de VNIPP para evitar a reintubação em pacientes com desconforto respiratório evidente e/ou insuficiência respiratória consequente à falha na extubação planejada não é aconselhável. No entanto, por algumas limitações nos ensaios, essa afirmação não é definitiva. Mais estudos são necessários.

Sugere-se que a VNIPP não deve ser usada no tratamento de pacientes com insuficiência respiratória pós-extubação estabelecida (recomendação condicional, baixa certeza de evidência).

VNIPP deve ser usada para facilitar o desmame de pacientes com ventilação mecânica invasiva?

A VNIPP tem se mostrado tão eficaz quanto a ventilação mecânica invasiva na melhora do padrão respiratório, reduzindo o esforço inspiratório e mantendo a troca gasosa adequada durante a fase de desmame em pacientes selecionados intubados e ventilados para IRpA hipercápnica. Com base nesse raciocínio fisiológico, a VNIPP tem sido utilizada nesses pacientes como meio de acelerar o processo de desmame, evitando os efeitos colaterais e as complicações da ventilação invasiva.

Recomenda-se que a VNIPP seja usada para facilitar o desmame da ventilação mecânica em pacientes com insuficiência respiratória hipercápnica (recomendação condicional, certeza moderada de evidência). Por outro lado, não foi feita nenhuma recomendação para pacientes hipoxêmicos.

CONCLUSÕES

A diretriz baseou-se em revisão sistemática da literatura e diretrizes anteriores e trouxe recomendações objetivas com questionamentos vividos na prática clínica. A princípio, as sugestões dadas estão amplamente de acordo com as diretrizes publicadas nos últimos 15 anos, mas foram apresentadas alterações incrementais à medida que novos estudos e informações se tornaram disponíveis. No futuro, algumas recomendações podem mudar, à medida que novos estudos tenham sido concluídos, especialmente em relação ao uso de VNIPP em oposição a outras tecnologias emergentes, como a terapia com cânulas nasais de alto fluxo e a remoção extracorpórea de CO_2.

BIBLIOGRAFIA

Agarwal R, Agarwal NA, Gupta D; Jindal SK. Role of noninvsive positive-pressure ventilation in postextubation respiratory failure: a meta-analysis. Respir Care. 2007;52(11):1472-9.

Antonelli M, Bello G. Noninvasive mechanical ventilation during the weaning process facilitative curative or preventive? Crit Care. 2008;12(2):136.

Barbas CSV, Bueno MAS, Rodríguez Junior M. Formas atuais de ventilação mecânica. In: Knobel E, editor. Terapia intensiva: pneumologia. São Paulo: Atheneu; 2002.

Carvalho CRR. III Consenso Brasileiro de Ventilação Mecânica, Ventilação Mecânica: Volume I – Básico. São Paulo: Atheneu; 2000.

Duarte A, Schettino G, Oliveira PH. Suporte ventilatório não-invasivo com pressão positiva e suporte ventilatório mecânico domiciliar. In: Carvalho CRR. Ventilação Mecânica: Volume I – Básico. São Paulo: Atheneu; 2000.

Ferrer M, Bernadich O, Nava S, Torres A. Noninvasive ventilation after intubation and mechanical ventilation. Eur Respir J. 2002;19(5):959-65.

Johnson T, Richman P, Allegra JR, Eskin B, Seger J. Intubations in elderly patients have decreased from 1999 through 2014 – Results of a multi-center cohort study. Am J Emerg Med. 2018;36(11):1964-6.

Meyer EC, Lorenzi Filho G, Schettino GPP, Carvalho CRR. Ventilação não-invasiva no cardiopata grave. Rev Soc Cardiol Est SP. 1998;8:420-7.

Plant PK, Owen JL, Elliott MW. Early use of non-invasive ventilation for acute exacerbations of chronic obstructive pulmonary disease on general respiratory wards: a multicentre randomized controlled trial. Lancet. 2000;355(9219):1931-5.

Peter JV, Moran JL, Phillips-Hughes J, Warn D. Noninvasive ventilation in acute respiratory failure – a meta-analysis update. Crit Care Med. 2002;30(3):555-62.

Rochwerg B, Brochard L, Elliott MW, Hess D, Hill NS, Nava S, et al.; Official ERS/ATS clinical practice guidelines: noninvasive ventilation for acute respiratory failure. Eur Respir J. 2017;50(2).

Trevisan CE, Vieira SR; Research Group in Mechanical Ventilation Weaning. Noninvasive mechanical ventilation may be useful in treating patients who fail weaning from invasive ventilation: a randomized clinical trial. Crit Care. 2008;12(2):R51.

Vitacca M, Ambrosino N, Clini E, Porta R, Rampulla C, Lanini B, Nava S. Physiological response to pressure support ventilation delivered before and after extubation in patients not capable of totally spontaneous autonomous breathing. Am J Respir Crit Care Med. 2001;164(4):638-41.

7 | Ventilação mecânica nos pacientes com asma

Carmen Sílvia Valente Barbas

INTRODUÇÃO

Portadores de asma podem apresentar exacerbações agudas, geralmente após infecção das vias aéreas e/ou exposição a alérgenos que podem evoluir para quadros de insuficiência respiratória com necessidade de suporte ventilatório.

CRISE DE ASMA AGUDA

Os sinais de uma crise de asma aguda e grave, de fácil identificação ao exame clínico, são: cianose, sudorese, exaustão, agitação ou sonolência e dificuldade para falar. Medidas do PFE devem ser feitas sempre que o paciente apresentar condições de realizar as manobras:

- PFE < 30% do previsto (ou do melhor valor do paciente fora de crise) ou < 100 L/min em média => internação, pois a reversibilidade com medicação adequada nas próximas 3 a 4 horas é pouco provável.

- PFE entre 30 e 50% do previsto (ou melhor valor) ou < 200 L/min em média => tratamento agressivo na emergência e reavaliação em 4 horas.
- PFE entre 50 e 70% do previsto (ou melhor valor) ou entre 200 e 300 L/min em média, sem sinais de gravidade ou asma de risco => prednisona via oral, associada a beta-2 agonista inalatório, e reavaliação em 30 minutos; se houver melhora da crise, deverá receber alta após outra dose de beta-2 agonista inalatório.
- PFE > 70% do previsto (ou melhor valor) ou > 300 L/min em média => alta com baixo risco de recorrência, após tratamento adequado dos sintomas com beta-2 agonista.

Gasometria arterial deve ser obtida se a SaO_2 se mantiver ≤ 93% e/ou PFE persistentemente < 30%. Se a $PaCO_2$ estiver normal ou elevada, observação em unidade de terapia intensiva (UTI) (há casos graves que, mesmo com $PaCO_2$ baixa, evoluem rapidamente para a exaustão). Deve ser obtida radiografia torácica se houver suspeita de pneumotórax ou se houver sinais e sintomas de pneumonia. Oxigênio deve ser ofertado com altos fluxos para manter SaO_2 > 93%.

Beta-2 agonistas são considerados medicações de primeira linha. A opção deve ser pela via inalatória e a frequência determinada pela resposta do paciente e pelo tempo demandado para a nebulização completa. Em geral, as doses devem ser altas pela redução da relação dose-resposta observada nas crises graves (VEF_1 ou PFE < 50%):

- Fenoterol ou salbutamol 2,5 a 5 mg (10 a 20 gotas) em 4 mL de soro fisiológico ou 400 a 800 mcg (4 a 8 jatos) por *spray* com espaçador valvulado de grande volume, repetido a cada 15 minutos, havendo a opção de 1 jato/min. O limite da dose será definido por: FC > 140 bpm, tremor grosseiro e extrassístoles eventuais. Pode-se manter esse esquema por até 2 a 3 horas. Após a abordagem inicial, pode-se repetir o beta-2 agonista a cada 2 a 4 horas e de 6/6 horas após o PFE ter alcançado 50%.

- Brometo de ipatrópio: indicado se a resposta ao broncodilatador (BD) for inadequada ou ausente após 3 doses. Pode ter efeito aditivo ao beta-2 agonista. Dose recomendada para adultos: 0,5 mg (40 gotas) ou 120 mcg (6 jatos) por nebulímetro com espaçador.
- Corticoides: reduzem a inflamação da parede brônquica e a produção de secreção intraluminal e melhoram a resposta ao BD (por redução do efeito de *down regulation* decorrente do uso crônico de BD). A utilização da via endovenosa é recomendada quando a crise for muito grave ou se o PFE se mantiver abaixo de 50% após 3 doses de beta-2 agonista. As doses recomendadas são: hidrocortisona 100 a 200 mg ou metilprednisolona 40 a 80 mg. Nos demais casos pode-se optar pela via oral, utilizando-se a prednisona 30 a 60 mg.

Apesar dessas recomendações, não há evidências de que a via endovenosa proporcione níveis séricos desejados de maneira mais rápida do que a via oral; por ambas as vias os corticoides precisam de aproximadamente 6 a 24 horas para iniciar a ação. Também não há redução no número de internações com o uso precoce de corticoides por via parenteral nas unidades de emergência. Há uma tendência atual de se utilizar doses moderadas a altas de corticoides por via parenteral ou oral, com o intuito de melhorar a função pulmonar durante a internação e o tratamento da asma aguda. Estudos demonstram que o uso de corticoides por via inalatória, em altas doses e em um intervalo de 3 horas, em pacientes com asma aguda atendidos em serviço de emergência melhorou de forma significativa a função pulmonar. O sulfato de magnésio deve ser utilizado nas crises graves refratárias na dose de 2 g endovenosa em 20 minutos, pois pode melhorar a função pulmonar e diminuir a necessidade de internação hospitalar.

INDICAÇÕES DE UTI

Há basicamente dois padrões de pacientes asmáticos que necessitam de UTI: (1) Asmáticos graves que apresentam crises de evolução progressiva, com má resposta ao tratamento, apresentando acentuado edema e inflamação de parede brônquica; (2) portadores de asma lábil, que evoluem com intensa constrição de musculatura lisa brônquica, após exposição ao agente desencadeador, apresentando predomínio neutrofílico na submucosa das vias aéreas e menos muco intraluminal.

CRITÉRIOS PARA INTERNAÇÃO

- Piora progressiva da obstrução, apesar do tratamento adequado (PFE < 100 L/min ou não mensurável ou VEF_1 < 1 L).
- Frequência respiratória superior a 40 respirações/min.
- Pulso paradoxal ascendente ou em queda.
- Sensação de exaustão ou incapacidade para falar.
- Alteração sensorial: confusão mental e sonolência.
- SaO_2 à oximetria de pulso < 90% ou PaO_2 < 60 mmHg em ar ambiente.
- Elevação progressiva da $PaCO_2$ ou presença de acidemia.
- Sinais de fadiga da musculatura respiratória.

Cuidados na UTI

A crise de asma aguda ou exacerbação da asma é responsável por cerca de 1,7% das admissões em UTI. Cerca de metade desses pacientes requer suporte ventilatório mecânico invasivo nas primeiras 24 horas, com mortalidade hospitalar de cerca de 10%. Trata-se de pacientes jovens (média de aproximadamente 40 anos) e com maior prevalência do sexo feminino. Os fatores associados ao uso da ventilação mecânica corrigidos para o escore Apache II são parada cardiorrespiratória antes da admissão hospitalar, lesão neurológica, hipoxemia e hipercapnia. O principal fator associado à mortalidade hospitalar da crise asmática é a parada cardiorrespiratória antes da admissão hospitalar e esforços devem ser feitos no sentido de prevenir esses episódios.

É importante salientar que as recomendações para o ajuste da ventilação mecânica da crise de asma aguda são baseadas na prevenção de iatrogenias, como o barotrauma, que levavam no passado pacientes em crise de asma a complicações graves e ao óbito ao serem ventilados mecanicamente. Foi constatado em estudos com ventilação protetora e hipercapnia que a mortalidade com essas técnicas ventilatórias tornou-se significativamente menor em relação a estudos que utilizaram a ventilação tradicional durante as crises de asma aguda. Assim, a ventilação protetora com volumes correntes e frequências respiratórias baixos deve ser utilizada nessa população, pois mostrou ser menos iatrogênica: diminuiu a ocorrência de barotrauma na crise de asma aguda ventilada mecanicamente e a mortalidade.

Quanto ao tratamento medicamentoso praticamente não há diferença ao oferecido nas unidades de emergência, podendo-se acrescentar em casos refratários às medidas adequadas já adotadas o uso de beta-2 agonista por via endovenosa (salbutamol – 5 mcg/min, podendo-se elevar até a 20 mcg/minuto. Diluir 10 ampolas em 500 mL de soro fisiológico, cada 1 mL = 10 mcg ou terbutalina 5 mcg/minuto, com monitoração cardíaca).

SUPORTE VENTILATÓRIO NA CRISE ASMÁTICA

O suporte ventilatório na crise asmática pode ser invasivo (intubação traqueal) ou não invasivo. Poderá ser utilizado como primeira medida para melhorar a ventilação e a oxigenação naqueles pacientes com nível de consciência mantido e que estejam necessitando de $FIO_2 < 50\%$. BD deverão ser administrados por via inalatória e ou ainda subcutânea concomitantemente. A ventilação não invasiva deverá ser administrada por meio de dois níveis de pressão: pressão positiva inspiratória na via aérea (IPAP), suficiente para manutenção de volume corrente de 4 a 6 mL/kg, e pressão expiratória suficientes para manutenção das vias aéreas abertas e saturometria > 90%, com níveis de $FIO_2 \leq 50\%$. A ventilação mecânica não invasiva (VNI) deverá ser mantida até a melhora e ou reversão do broncoespasmo, momento em que o paciente poderá voltar a utilizar máscara de Venturi e ou cateter de oxigênio. Nos casos de uso de VNI em que o paciente não melhore do broncoespasmo e/ou que necessite de FIO_2 > 50% e ainda que ocorra rebaixamento dos níveis de consciência e arritmia grave e/ou choque, esta deverá ser utilizada como ponte para a intubação e ventilação mecânica invasiva.

Intubação traqueal

As principais indicações para intubação traqueal na crise de asma aguda são:

- Parada respiratória ou cardiorrespiratória.
- Esforço respiratório progressivo e sinais de fadiga.
- Alteração grave do nível de consciência (agitação ou sonolência).
- Retenção progressiva de gás carbônico.
- Hipoxemia não corrigida pela suplementação de oxigênio com máscara e ou VNI (PaO_2 < 60 mmHg ou SaO_2 < 90%).
- Ventilação mecânica: apresenta altos graus de complicações (mortalidade em torno de 10 a 15%). Deve-se evitar volumes correntes e frequências respiratórias altas para a não ocorrência de represamento de ar intratorácico (autoPEEP) e consequente barotrauma.

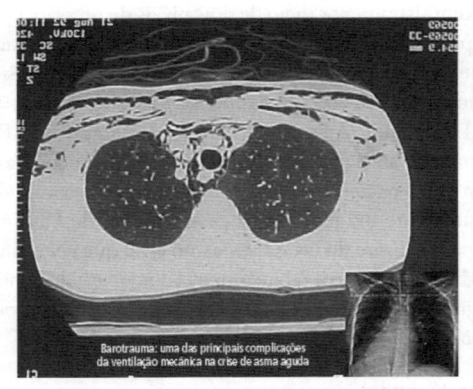

FIGURA 1   Enfisema de subcutâneo e mediastino durante crise de asma

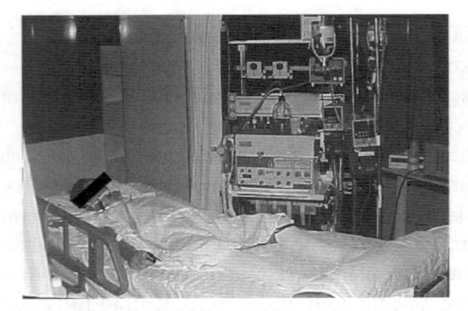

FIGURA 2   Hipoventilação controlada na crise de asma aguda

VENTILAÇÃO MECÂNICA INVASIVA DURANTE A CRISE ASMÁTICA

Os parâmetros a serem utilizados para a ventilação mecânica durante a crise de asma aguda são os seguintes:

- Volume corrente: 5 a 6 mL/kg de peso predito, sendo atualmente preconizada a utilização de volumes mais baixos, para tentar diminuir os riscos de hiperinsuflação e barotrauma. A hipercapnia que pode decorrer dessa medida deve ser permitida e a acidose decorrente deve ser controlada, sempre que necessário, com bicarbonato de sódio.
- Frequência respiratória: 8 a 12/min, com objetivos semelhantes de proteção quanto à hiperinsuflação e ao barotrauma.
- Fluxo inspiratório: 5 a 6 vezes o volume-minuto. Fluxos altos podem contribuir com elevados picos de pressão, entretanto sabe-se que essas pressões se dirigem basicamente às vias aéreas, não sendo tão deletérias ao parênquima pulmonar.
- Pico de pressão: deve ser < 50 cmH$_2$O.
- Pressão de platô: < 30 cmH$_2$O.
- AutoPEEP: < 15 cmH$_2$O.
- PaCO$_2$ pode se situar em níveis > 40 e < 90 mmHg.
- pH: > 7,2 e < 7,45, podendo ser corrigido com bicarbonato de sódio quando estiver < 7,2 por consequência e PaCO$_2$ elevada.
- PaO$_2$: > 80 e < 120 mmHg.
- Pressão positiva expiratória final (PEEP) em torno de 5 cmH$_2$O ou até 80% da PEEP intrínseca observada. Pode ter efeito broncodilatador mecânico.
- Desmame ventilatório: deve ser iniciado quando a resistência de vias aéreas for < 20 cmH$_2$O/L/s (vale ressaltar que o tubo traqueal contribui com aumento da resistência, sendo esse aumento inversamente proporcional ao seu diâmetro). Iniciar diminui-

ção de sedação e utilizar modos assistidos de ventilação como pressão de suporte, com níveis suficientes para manter volume corrente adequado. Seguir com redução progressiva da pressão de suporte até níveis de 5 cmH_2O e PEEP de 5 cmH_2O, necessários apenas para vencer a resistência do sistema do ventilador e cânula traqueal; nessa situação, se o paciente apresenta condições favoráveis, pode-se seguir com a extubação.

- Lavado broncoalveolar por fibrobroncoscopia: lavar cada lobo de uma vez com alíquotas de 50 mL de soro fisiológico morno, com o objetivo de retirar rolhas e secreções aderidas, quando o tratamento convencional não tiver sido adequado para esses objetivos.

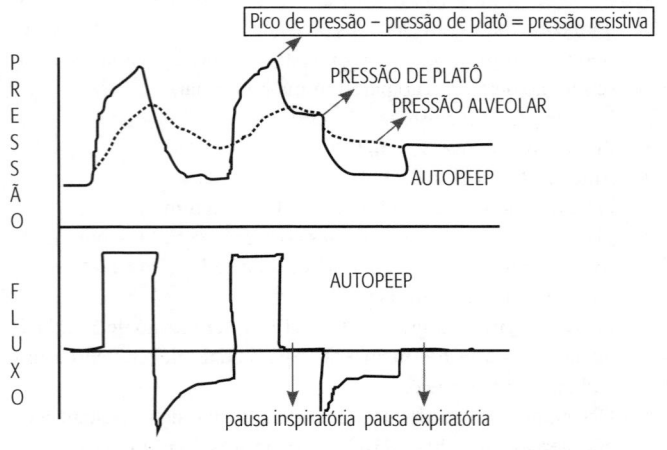

FIGURA 3 Curvas de pressão de vias aéreas, fluxo e medida de autoPEEP na crise aguda de asma

TERAPIAS ALTERNATIVAS DA CRISE ASMÁTICA

- Heliox é uma mistura composta em geral de 70% de hélio e 30% de oxigênio, sendo caracteristicamente menos densa que o ar ambiente, proporcionando maiores fluxos e assim diminuindo a resistência das vias aéreas, o trabalho respiratório, o colapso de vias aéreas e a hiperinsuflação pulmonar. Os benefícios na crise asmática refratária são controversos, existindo estudos que mostram melhora clínica e funcional, sem melhora da oxigenação e estudos que mostram apenas discreta melhora do PFE, sem repercussões clínicas importantes.
- Ventilação com mistura de gases halogenados (halotano ou isoflurano): baseia-se nas propriedades broncodilatadoras e anestésicas. É indicada em casos graves que cursam com hiperinsuflação e hipercalemia sem controle adequado, apesar de todas as medidas adotadas.
- O uso de ECMO: indicada em casos graves para retirada de CO_2.
- Medicações que promovem liberação de histamina, como morfina e meperidina devem ser evitadas.
- Os bloqueadores neuromusculares devem ser evitados ou, se absolutamente necessários, devem ser utilizados pelo menor tempo possível.
- Eventualmente, pode ser necessária a suplementação da sedação com bloqueio neuromuscular. Como os bloqueadores neuromusculares podem levar à miopatia, sobretudo em pacientes que estiverem usando corticoide, eles devem ser usados pelo menor tempo possível (a duração do bloqueio neuromuscular parece relacionar-se com a ocorrência da miopatia).
- Após o desmame do paciente da ventilação mecânica não se deve esquecer da manutenção da terapêutica com corticoides e beta-2 inalatórios, além do corticosteroide via oral para não ocorrer a reincidência da crise de asma.

A mortalidade por crise de asma necessitando de ventilação mecânica é de aproximadamente 2,5% e muitas vezes relacionada à encefalopatia anóxica por parada cardiorrespiratória anterior à admissão hospital.

REFERÊNCIAS BIBLIOGRÁFICAS

Barbas CSV, Pinheiro BV, Vianna A, Magaldi R, Casati A, José A, Okamoto V. Ventilação mecânica na crise de asma aguda. III Consenso Brasileiro de Ventilação Mecânica. J Bras Pneumol. 2007;33(Suppl 2S):S106-10.

Gupta D, Nath A, Agarwal R, Behera D. A prospective randomized controlled trial on the efficacy of noninvasive ventilation in severe acute asthma. Respir Care. 2010;55(5):536-43.

Kao CC, Jain S, Guntupalli KK, Bandi V. Mechanical ventilation for asthma: a 10-year experience. J Asthma. 2008;45(7):552-6.

Leatherman J. Mechanical ventilation for severe asthma. Chest. 2015;147(6):1671-80.

Lubret M, Bervar JF, Thumerelle C, Deschildre A, Tillie-Leblond I. Asthma: treatment of exacerbations. Rev Mal Respir. 2012;29(2):245-53.

Medoff BD. Invasive and noninvasive ventilation in patients with asthma. Respir Care. 2008;53(6):740-50.

Oddo M, Feihl F, Schaller MD, Perret C. Management of mechanical ventilation in acute severe asthma: practical aspects. Intensive Care Med. 2006;32(4):501-10.

Peters JI, Stupka JE, Singh H, Rossrucker J, Angel LF, Melo J, Levine SM. Status asthmaticus in the medical intensive care unit: a 30-year experience. Respir Med. 2012;106(3):344-8.

Saulnier F, Préau S, Onimus T, Voisin B, Durocher A. Management of acute asthma. Rev Mal Respir. 2012;29(4):612-25.

Tuxen DV, Williams TJ, Scheinkestel CD, Czarny D, Bowes G. Use of a measurement of pulmonary hyperinflation to control the level of mechanical ventilation in patients with acute severe asthma. Am Rev Respir Dis. 1992;146 (5 pt 1):1136-42.

Ventilação mecânica na doença pulmonar obstrutiva crônica

Ruy de Camargo Pires Neto

INTRODUÇÃO

O principal fator desencadeante da exacerbação da doença pulmonar obstrutiva crônica (DPOC) é a infecção pulmonar. Na exacerbação, ocorre o aumento da hiperinsuflação pulmonar e do aprisionamento de ar, a diminuição do fluxo expiratório, contribuindo para o aumento da dispneia, e a relação ventilação-perfusão (V/Q) se altera potencializando a hipoxemia grave.

A assistência ventilatória mecânica (VM) é indicada para os pacientes que apresentem incapacidade de manter a ventilação espontânea (volume-minuto > 4 L/min; $PaCO_2$ < 50 mmHg e pH > 7,25).

A DPOC já é caracterizada na fase estável pela presença de hipoxemia de intensidade variável e hipercapnia (em estados mais avançados). A diminuição na PaO_2 e uma $PaCO_2$ alta não caracterizam necessariamente uma exacerbação se não forem acompanhadas de alteração no pH (< 7,35).

VENTILAÇÃO MECÂNICA NÃO INVASIVA

A ventilação mecânica não invasiva (VNI) deve ser utilizada como tratamento de primeira escolha para os pacientes com exacerbação da DPOC, pois diminui a necessidade de intubação, o tempo de internação hospitalar e a mortalidade.

Os ajustes iniciais compreendidos estão detalhados na Tabela 1.

Observar o paciente por 0,5 a 2 horas. Na ausência de melhora ou se o quadro clínico piorar subitamente (Quadro 1), considerar ventilação mecânica invasiva (VI). A VNI falha em aproximadamente 25 a 30% dos pacientes com DPOC. Nesses casos, a VI está indicada.

TABELA 1 Ajustes iniciais para a VNI em pacientes com DPOC

Aminoácido	mg/g de proteína
EPAP (PEEP)	4 a 5 cmH$_2$O
IPAP (pressão inspiratória)	8 a 12 cmH$_2$O
FiO$_2$	Para SatO$_2$ de 92 a 96%

Observações:
Valores de EPAP (pressão positiva ao final da expiração) podem chegar a até 10 cmH$_2$O para melhorar sincronia, oxigenação e colapso dinâmico das vias aéreas.
Valores de IPAP (pressão positiva inspiratória na via aérea) podem chegar a até 15 a 20 cmH$_2$O para melhorar a sincronia e promover o descanso da musculatura respiratória. Ajustes de IPAP devem gerar um volume corrente de 6 mL/kg de peso ideal.

QUADRO 1 Situações clínicas que indicam a necessidade de VI

Parada cardiorrespiratória
Rebaixamento do nível de consciência
Não-melhora do quadro acidótico instalado
Não-melhora da troca gasosa
Não-aceitação do paciente em fixar a máscara
Instabilidade hemodinâmica
Excesso de secreção
Inabilidade de proteger a via aérea

VENTILAÇÃO MECÂNICA INVASIVA

Na Tabela 2, verificam-se os ajustes iniciais da VI na DPOC.

TABELA 2 Ajustes de parâmetros para a ventilação de pacientes com DPOC

Parâmetro	Ajuste
Modo ventilatório	PCV ou VCV
Volume corrente	4 a 6 mL/kg (peso predito)
Frequência respiratória	8 a 12 irpm (monitorar autoPEEP)
Fluxo inspiratório	> 45 L/min e desacelerado (fluxos altos diminuem o tempo inspiratório e aumentam o tempo expiratório, diminuindo a autoPEEP)
PEEP	4 a 5 cmH$_2$O (caso o paciente esteja ventilando em PSV ou modos assistidos, considerar o uso da PEEP em 85% do valor da autoPEEP)
T$_{insp}$:t$_{exp}$	Inferior a 1:3 (p. ex., 1:4, 1:5 etc.)
FiO$_2$	Para SatO$_2$ de 92 a 96%
Sensibilidade	A mais alta possível (ou seja, valores próximos de 0), independentemente se a fluxo ou a pressão
Rampa	Ajustar valores mais elevados de aceleração de fluxo*
Tempo de ciclagem (*cycling off*)	> 40%

* Em alguns dispositivos, é ajustado o tempo de rampa. Nesse caso, ajustar valores baixos (< 0,5 s). PCV: ventilação com pressão controlada; VCV: ventilação com volume controlado; autoPEEP: pressão positiva expiratória final persistente; PEEP: pressão positiva expiratória final; PSV: ventilação com suporte pressórico; T$_{insp}$:T$_{exp}$: relação entre tempo de inspiração e tempo de expiração.

Observações

Os ajustes devem sempre procurar minimizar a hiperinsuflação dinâmica.

O volume-minuto (volume corrente × frequência respiratória) deve ser ajustado visando à melhora do pH e não da PaCO$_2$ isoladamente.

Pressões de pico de até 45 cmH$_2$O podem ser toleradas se a pressão de platô estiver ≤ 30 cmH$_2$O.

AutoPEEP

Analisar a curva de fluxo-tempo no ventilador. Se uma nova inspiração é deflagrada antes do final da última expiração, ou seja, quando a curva de fluxo expiratório não atinge o zero, essa situação indica a presença de autoPEEP.

Para medir a autoPEEP, deve-se utilizar a pausa expiratória (ferramenta presente na maior parte dos ventiladores modernos). Essa manobra, porém, somente pode ser realizada com o paciente em ventilação controlada e sem esforço da musculatura inspiratória presente.

VENTILAÇÃO MECÂNICA NÃO INVASIVA COMO MÉTODO DE DESMAME

A VNI pode ser utilizada para facilitar a extubação precoce de pacientes com DPOC que foram submetidos à ventilação mecânica por insuficiência respiratória.

Deve-se considerar a extubação precoce nos pacientes com DPOC exacerbado após períodos de 24 a 48 horas de repouso muscular e a causa da intubação revertida, mesmo nos pacientes que falharem no teste de respiração espontânea. Neste contexto, a equipe deve estar treinada e familiarizada com este procedimento.

Os ajustes para este procedimento são os similares aos encontrados na Tabela 1. Nos primeiros dois dias de VNI, períodos de 18 a 20 horas podem ser necessários para o conforto do paciente. Desta forma, a boa adaptação do paciente à máscara é essencial para o sucesso deste procedimento. Considerar a diminuição progressiva do tempo diário de VNI após 24 a 48 horas da extubação de acordo com o quadro clínico.

VENTILAÇÃO MECÂNICA NÃO INVASIVA PARA TRATAMENTO DA INSUFICIÊNCIA RESPIRATÓRIA AGUDA APÓS EXTUBAÇÃO

Embora os pacientes com DPOC sejam os que mais se beneficiam do uso da VNI, está contraindicada e deve ser evitado para tratar a insuficiência respiratória que ocorre após extubação (ação curativa).

CONSIDERAÇÕES FINAIS

A VNI deve ser utilizada como tratamento de primeira escolha para os pacientes com exacerbação da DPOC, pois diminui a necessidade de ventilação mecânica invasiva na doença pulmonar obstrutiva crônica. A VNI em adultos com DPOC diminui a necessidade de intubação, o tempo de internação hospitalar e a mortalidade nesta população, bem como pode ser utilizada para facilitar a extubação precoce. O único cuidado seria a utilização após a insuficiência respiratória que ocorre em seguida a extubação, pois nestes pacientes a fraqueza muscular já deve estar instalada e o risco de reintubação é maior.

BIBLIOGRAFIA

Barbas CS, Isola AM, Farias AM, Cavalcanti AB, Gama AM, Duarte AC, et al. Recomendações Brasileiras de Ventilação Mecânica 2013. Parte I. Rev Bras Ter Intensiva. 2014;26(2):89-121.

Burns KE, Meade MO, Premji A, Adhikari NKJ. Noninvasive positive-pressure ventilation as a weaning strategy for intubated adults with respiratory failure (Review). Cochrane Database Syst Rev. 2013; Dec 9;(12):CD004127.

Carvalho CRR, Toufen C Jr., Franca SA. III Consenso Brasileiro de Ventilação Mecânica. J Bras Pneumol. 2007;33(Suppl 2):51-150.

Ward NS, Dushay KM. Clinical concise review: Mechanical ventilation of patients with COPD. Crit Care Med. 2008;36(5):1614-9.

9 | Traumatismo cranioencefálico e as particularidades na assistência ventilatória

Silvia Maria de Toledo Piza Soares
Rosmari Aparecida Rosa Almeida de Oliveira

INTRODUÇÃO

O trauma cranioencefálico (TCE) apresenta elevada morbimortalidade de indivíduos entre 18 e 45 anos. A maioria das vítimas sobrevive com limitações físicas, funcionais e cognitivas, que culminam em significativo impacto socioeconômico para si próprios, suas famílias e serviços de saúde (Tabela 1).

Atualmente, o tratamento do TCE é norteado pelas diretrizes da Brain Trauma Foundation (BTF) resumidamente consiste de: profilaxia, instituição de terapêutica imediata nos quadros de hipertensão intracraniana (HIC) e de lesão cerebral secundária, manutenção da pressão de perfusão cerebral e garantia da oferta adequada de oxigênio ao tecido cerebral lesionado (Tabela 2 e Quadro 1).

TABELA 1   Fisiopatologia do trauma cranioencefálico e repercussão orgânica

Fase imediata	<ul><li>Caracterizada por lesão tecidual direta, prejuízo na autorregulação do fluxo sanguíneo cerebral (FSC), concomitante com a desordem do metabolismo celular</li><li>Quadro similar à isquemia, que pode levar ao acúmulo de ácido lático, aumento da permeabilidade da membrana celular e subsequente edema cerebral</li><li>As demandas do tecido cerebral lesionado não são supridas com o metabolismo anaeróbico, as reservas de ATP se esgotam, o que resulta em falha das bombas iônicas de membrana dependentes de ATP, que são essenciais para manter a homeostase adequada</li></ul>
Fase subsequente	<ul><li>Decorre da despolarização da membrana celular associada à liberação excessiva de neurotransmissores, como o glutamato e aspartato</li><li>Há ativação dos canais de cálcio e sódio, que promovem uma cascata de eventos moleculares e bioquímicos e levam à degradação da membrana e morte celular</li></ul>
Inflamação sistêmica	<ul><li>Atribuído à descarga de catecolaminas, com repercussão na regulação dos níveis de citocinas, resultando em disfunção endócrina, cardíaca e respiratória</li><li>Destaca-se o edema pulmonar neurogênico, que pode desenvolver-se imediatamente ou ao longo de 2 semanas pós-trauma. Acredita-se que a tempestade de catecolaminas pós-TCE promova aumento do tônus dos vasos pulmonares, da pressão intravascular e do edema hidrostático, causando hipóxia e redução da complacência pulmonar.</li></ul>

TABELA 2   Classificação das lesões cerebrais

Tipos	Características
Primária	Resulta da transferência de energia cinética no evento traumático Consiste na lesão direta (dano) no tecido cerebral
Secundária	Ocorre nos minutos a horas subsequentes ao trauma Resultado de diversos fatores, isolados ou combinados, tais como: hipoxemia, hipotensão, hipo ou hipercapnia, hipo ou hiperglicemia, hipo ou hipertermia e convulsões

QUADRO 1   Resumo das recomendações da Brain Trauma Foundation para a abordagem do trauma cranioencefálico na fase pré-hospitalar

- **Oxigenação**

Prevenção, identificação e tratamento de hipoxemia, caracterizados por saturação de O_2 < 90% e/ou cianose.

Administração de O_2 contínuo por dispositivo de alto fluxo para todos os casos de TCE com potencial risco de hipóxia.

- **Vias aéreas**

Reposicionamento/desobstrução das vias aéreas para garantir a ventilação pulmonar.

A ventilação pulmonar pode ser garantida com bolsa de ressuscitação manual e dispositivo adjunto das vias aéreas (p. ex., máscara facial ou laríngea).

Canulação endotraqueal: indicada no caso de via aérea não pérvia.

Atenção:

Cerca de 5% dos pacientes com TCE apresentam lesão instável da coluna cervical, logo, manobras de canulação endotraqueal requerem estabilização cervical, reduzindo a chance de piora da lesão neurológica.

- **Ventilação pulmonar**

Paciente intubado: visar $ETCO_2$ alvo de 40 mmHg (manter a $ETCO_2$ entre 35 e 45 mmHg).

Vt alvo: 6 a 7 mL/kg; f ajustada para manter a $ETCO_2$ alvo (em geral, no adulto, ao redor de 10 a 12 rpm).

Ajuste de FiO_2: o necessário para saturação de O_2 > 90%.

Atenção:

Hiperventilação profilática: contraindicada, mesmo em caso de lesão cerebral grave. Há forte evidência de que a maioria dos pacientes com TCE apresenta hipofluxo sanguíneo cerebral nas primeiras 24 horas pós-trauma (nível IIB).

Hiperventilação leve: aceita somente na vigência de sinais óbvios de herniação cerebral. Manter $ETCO_2$ entre 30 a 35 mmHg.

- **Pressão arterial**

Manter PAS > 90 mmHg no adulto.

Ressuscitação volêmica: se necessário, com infusão intravenosa de solução salina ou Ringer lactato.

Hipertensão aguda: o tratamento não é recomendado. Quando a PAS ≥ 140 mmHg, sugere-se a restrição de fluidos para o mínimo necessário (manutenção do acesso venoso).

$ETCO_2$: pressão de gás carbônico exalado ao final da expiração, f: frequência respiratória, PAS: pressão arterial sistólica, Vt: volume corrente.

TRATAMENTO PRÉ-HOSPITALAR

Deve-se evitar hipoxemia, hipotensão e hiperventilação profilática. O controle das vias aéreas é uma preocupação para evitar lesões cerebrais secundárias. Hipoxemia se correlaciona a prognóstico ruim.

Estudos revelam piores resultados em pacientes intubados no local do trauma. O tratamento básico da via aérea, quando bem realizado, pode ser significativamente melhor do que a intubação mal conduzida.

Perda da consciência, estômago cheio, trauma na coluna cervical e lesões maxilofaciais predispõem o paciente ao manejo de via aérea difícil. A estabilização cervical e a pré-oxigenação são obrigatórias.

ESCALAS PARA AVALIAÇÃO NEUROLÓGICA

- Escala de Coma de Glasgow: registra o nível de consciência na fase inicial do TCE e nas avaliações subsequentes, segundo as respostas verbal e motora e a abertura ocular. O escore final indica: 3 = menor responsividade; 4 a 8 = coma profundo; 9 a 12 = lesão moderada e 13 a 15 = traumatismo leve.
- Escala de *Rancho Los Amigos*: avalia o prognóstico em pacientes após TCE fechado, por meio de padrões cognitivos e comportamentais, quando o paciente sai do estado de coma. É utilizada em associação à Escala de Coma de Glasgow, para monitorar a evolução e a recuperação. A gradação inclui oito níveis, variando do nível I (sem resposta) ao VIII (propositalmente apropriado).

HIPERTENSÃO INTRACRANIANA

- Condição clínica de maior gravidade que requer instalação de terapêutica imediata.

- Pressão intracraniana (PIC): resulta da relação entre os conteúdos da caixa intracraniana [cérebro, líquido cefalorraquidiano (LCR) e sangue] e seu volume.
- PIC ≥ 20 mmHg é denominado hipertensão intracraniana (HIC).
- HIC pode ser resultado de: edema cerebral, hidrocefalia, presença de hematoma, entre outros mecanismos, isolados ou combinados entre si.
- Objetivo geral do tratamento: manter a PIC < 20 mmHg e a pressão de perfusão cerebral (PPC) > 60 mmHg.
- A beira-leito, a PPC é monitorada com base na equação: PPC = pressão arterial média (PAM) – PIC.

Indicação de monitoração da pressão intracraniana segundo a Brain Trauma Foundation

- Pacientes com TCE grave: o tratamento com base na monitoração da PIC pode diminuir a mortalidade hospitalar após 2 semanas da lesão.
- Em pacientes com alto risco de deterioração neurológica, o julgamento clínico deve ser usado para iniciar a monitoração intracraniana.

Observação: as diretrizes não incluem outras recomendações em relação a pacientes que devam ser escolhidos para monitoramento da PIC pela falta de evidências em estudos de alta qualidade.

- Os métodos de monitoração da PIC podem ser invasivos e não invasivos. O método invasivo, com colocação de cateter em posição intraventricular, é considerado o padrão-ouro. Além de medir a PIC, a técnica permite reduzir a pressão pela retirada de LCR.

Terapêuticas para tratamento da hipertensão intracraniana incluem:

- Curtos períodos de hiperventilação pulmonar.
- Administração de manitol.
- Craniectomia descompressiva.
- Otimização da sedação (coma induzido por barbitúrico ou propofol).
- Hipotermia moderada (33 a 34 ºC).

Herniação cerebral

Todo paciente com suspeita de HIC deve ser avaliado para sinais clínicos de herniação. Quase sempre esses pacientes apresentam lesão com efeito massa que precisa ser imediatamente tratada (Tabela 3).

O volume-minuto resulta da multiplicação do volume corrente pela frequência respiratória no ventilador mecânico. A correspondência entre estratégias de ajuste do volume-minuto e valores previstos de $PaCO_2$, segundo as diretrizes da BTF, são apresentados na Tabela 4.

Recomendações quanto aos tipos de ventilação pulmonar

- Ventilação mecânica no paciente com TCE grave: manter a $PaCO_2$ na faixa de normalidade, entre 34 a 38 mmHg.
- Hipoventilação pulmonar: deve ser evitada. A retenção de CO_2 pode levar à hiperemia cerebral, com aumento do volume sanguíneo cerebral e da PIC.
- Hiperventilação pulmonar profilática ou indiscriminada: caracterizada por valores de $PaCO_2$ abaixo de 35 mmHg, sem medidas de controle e monitoração da PIC, FSC e extração de oxigênio. Essa manobra é contraindicada, em virtude do risco de vasoconstrição cerebral, reduzindo o aporte de sangue para as

TABELA 3 Sinais clínicos característicos de herniação cerebral

	Avaliação pupilar	Avaliação do padrão motor
Hérnia de Uncus	Midríase ipsilateral	Hemiplegia contralateral à lesão supratentorial
Transtentorial	Médio-fixas	Sinais de decorticação ou descerebração

Ajuste da ventilação mecânica	
Objetivo	Promover adequada aeração pulmonar e, com isso, remover o CO_2 e ofertar O_2
Principais indicações	Rebaixamento do nível de consciência Incapacidade de proteção das vias aéreas Insuficiência respiratória Necessidade de cirurgias (tais como, drenagem de hematomas intracerebrais)
Modos ventilatórios	Não há evidências de superioridade entres os modos controlados a volume e a pressão nessa população Modos de ventilação com volume garantido podem ser uma escolha racional para pacientes com TCE para minimizar as variações na $PaCO_2$
Monitoração contínua do CO_2	Na fase aguda da lesão: recomendada a monitoração contínua do CO_2 exalado ($ETCO_2$), via capnografia, em pacientes com via aérea artificial Na ausência da $ETCO_2$, exames de gasometria serão requeridos para obtenção dos valores de $PaCO_2$, devendo manter os valores na faixa de normalidade (35 a 45 mmHg)
Estratégia protetora	Adotar parâmetros e medidas de monitoração que protejam a microestrutura alveolar (menor pressão de distensão do parênquima pulmonar e menor lesão induzida pela VM) Observar situações específicas em que haja necessidade de aumento do volume-minuto para favorecer o acoplamento da PIC e a manutenção da PPC

TABELA 4   Correspondência entre a estratégia ventilatória e valores de $PaCO_2$

Tipo de ventilação pulmonar	Volume-minuto (L/min)	$PaCO_2$ (mmHg)
Hiperventilação forçada intensa	↑↑↑	< 26
Hiperventilação forçada	↑↑	26-30
Hiperventilação moderada	↑	31-35
Normoventilação	5-8	36-45
Hipoventilação	↓	45-50
Extrema hipoventilação	↓↓	> 50

regiões afetadas (em especial, na zona de penumbra) e provocando aumento da hipóxia tecidual, e agravamento da lesão cerebral.

■ Hiperventilação pulmonar: recurso terapêutico aplicado em situações específicas para reduzir a hipertensão intracraniana. Deve ser ajustada por breve período, podendo atingir uma $PaCO_2$ de até 25 mmHg. Essa manobra é aceita nas Diretrizes da BTF desde 2016.

Informações adicionais

O cateter de fibra ótica, empregado para medição de PIC em conjunto com sistema de oximetria cerebral, pode ser útil na monitoração das manobras ventilatórias.

A oximetria cerebral emprega um eletrodo para medir a tensão de O_2 no tecido cerebral. Essa medida representa o equilíbrio entre a oferta e o consumo tissular de O_2, fornecendo uma análise focal do meio cerebral. E pode ser útil para monitorar a área de penumbra potencialmente recuperável pós-TCE.

Valores normais da tensão de O_2 no tecido cerebral estão entre 35 a 50 mmHg e o valor < 10 mmHg tem sido associado a desfechos desfavoráveis.

TABELA 5   Hiperventilação pulmonar e hipertensão intracraniana

Indicação	▪ Reduzir a PIC para < 20 mmHg, visando ao acoplamento da PPC > 60 mmHg ▪ Uso temporário para os casos de HIC pós-traumática secundária à hiperemia cerebral reativa, atribuída ao aumento do FSC e do volume sanguíneo cerebral (VSC) e cuja saturação venosa jugular de O_2 ($SvjO_2$) se apresente > 70%
$SvjO_2$	▪ Medida usada para estimar o equilíbrio entre a oferta e o consumo de O_2 cerebral global ▪ O cateter é locado na veia jugular interna dominante e avançado ao bulbo jugular, para minimizar a contaminação do retorno venoso extracraniano ▪ Valor < 55% indica que a demanda cerebral de O_2 pode estar inadequada para atender a necessidade do tecido cerebral, geralmente pela diminuição da vasoconstrição associada à PPC ou à hiperventilação ▪ Valores elevados indicam perfusão excessiva causada pelo aumento do FSC ou diminuição da utilização de O_2 secundária à morte celular
Mecanismo de ação	▪ A $PaCO_2$ tem relação inversa ao FSC ▪ A hipocapnia resultante da hiperventilação pulmonar promove redução do FSC e do VSC, resultando em redução da PIC *Atenção:* Caso a manobra de hiperventilação acarrete aumento da pressão média intratorácica, com repercussões hemodinâmicas como redução do retorno venoso e queda da PAM, a razão para o emprego dessa manobra ventilatória se perde

TABELA 6 Demais destaques no manuseio da ventilação mecânica

Recomendado	Não recomendado
FiO$_2$	ZEEP
Ajustar para atingir a PaO$_2$ ao redor de 90 mmHg A PaO$_2$ elevada deve ser evitada, considerando o risco de vasoconstrição cerebral hiperóxica e a toxicidade hiperóxica para o tecido pulmonar	Há indícios de que os pacientes apresentam diminuição da complacência pulmonar, aumento da elastância pulmonar e aumento da resistência das vias aéreas
PEEP	Manobras de recrutamento alveolar
Valores de 5 a 10 cmH$_2$O podem ser utilizados com segurança para prevenção de atelectasias A utilização evita a necessidade de elevação da FiO$_2$ para garantir a oxigenação arterial A cabeceira do leito mantida entre 30° e 45° contribui para a melhora do retorno venoso cerebral, o que diminui a influência da PEEP sobre a PIC do paciente	O risco de hipercapnia conflita com o princípio de controle dos valores de PaCO$_2$ que norteiam a VM na fase aguda do TCE, mesmo nos casos associados à síndrome do desconforto respiratório agudo Os estudos nessa área são insuficientes até o momento para assegurar a recomendação

FiO$_2$: Fração inspirada de O$_2$, PaO$_2$: pressão parcial de oxigênio no sangue arterial, PEEP: pressão positiva expiratória final, ZEEP: zero de pressão positiva expiratória final.

TRAQUEOSTOMIA

Não é consensual o uso de traqueostomia precoce para melhorar o prognóstico de vítimas de TCE e não está associada à redução nas taxas de pneumonia associada à VM. Entretanto, os dias da UTI são reduzidos. A BTF recomenda a traqueostomia precoce para reduzir os dias de VM, considerando que o benefício global para o doente supera o risco das complicações associadas ao procedimento (nível IIA).

CONSIDERAÇÕES FINAIS

O trauma cranioencefálico (TCE) apresenta elevada morbimortalidade de indivíduos jovens e o tratamento indicado é profilaxia, terapêutica imediata nos quadros de hipertensão intracraniana, manutenção da pressão de perfusão cerebral e garantia da oferta adequada de oxigênio ao tecido cerebral lesionado. A ventilação mecânica, nestes casos, tem por objetivos melhorar a perfusão cerebral e diminuir o edema, evitando assim o risco de herniação. Contudo, a ventilação protetora deve ser promovida para uma melhor adequação da oxigenação e conquista dos objetivos nestes pacientes

BIBLIOGRAFIA

Balestreri M, Czosnyka M, Hutchinson P, Steiner LA, Hiler M, Smielewski P, et al. Impact of intracranial pressure and cerebral perfusion pressure on severe disability and mortality after head injury. Neurocrit Care. 2006;4(1):8-13.

Carney N, Totten AM, O'Reilly C, Ullman JS, Hawryluk GW, Bell MJ, et al. Guidelines for the management of severe traumatic brain injury. Fourth Edition. Neurosurgery. 2017;80(1):6-15.

Caricato A, Conti G, Della Corte F, Mancino A, Santilli F, Sandroni C, et al. Effects of PEEP on the intracranial system of patients with head injury and subarachnoid hemorrhage: the role of respiratory system compliance. J Trauma. 2005;58(3):571-6.

Davis DP. Prehospital intubation of brain-injured patients. Curr Opin Crit Care. 2008;14(2):142-8.

Davison DL, Terek M, Chawla LS. Neurogenic pulmonary edema. Crit Care. 2012;16(2):212.

Dash HH. Prehospital care of head injured patients. Neurol India. 2008;56(4):415-9.

Dash HH, Chavali S. Management of traumatic brain injury patients. Korean J Anesthesiol. 2018;71(1):12-21.

Della Torre V, Badenes R, Corradi F, Racca F, Lavinio A, Matta B, et al. Acute respiratory distress syndrome in traumatic brain injury: how do we manage it? J Thorac Dis. 2017;9(12):5368-81.

Koutsoukou A, Katsiari M, Orfanos SE, Kotanidou A, Daganou M, Kyriakopoulou M, et al. Respiratory mechanics in brain injury: a review. World J Crit Care Med. 2016;5(1):65-73.

Lin K, Dulebohn SC. Ranchos Los Amigos. In: StatPearls [https://europepmc.org/search;jsessionid=DCB48691445B840A144CDA9B4A8A5437?query=PU-BLISHER: %22StatPearls+Publishing,+Treasure+Island+%28FL%29%22&page=1]. Treasure Island (FL): StatPearls Publishing; 2018.

Murr R, Schürer L. Correlation of jugular venous oxygen saturation to spontaneous fluctuations of cerebral perfusion pressure in patients with severe head injury. Neurol Res. 1995;17(5):329-33.

Narotam PK, Morrison JF, Nathoo N. Brain tissue oxygen monitoring in traumatic brain injury and major trauma: outcome analysis of a brain tissue oxygen-directed therapy. J Neurosurg. 2009;111(4):672-82.

Nathens AB, Cryer HG, Fildes J. The American college of surgeons trauma quality improvement program. Surg Clin North Am. 2012;92(2):441-54.

Seder DB, Bosel J. Airway management and mechanical ventilation in acute brain injury. Handb Clin Neurol. 2017;140:15-32.

Sobuwa S, Hartzenberg HB, Geduld H, Uys C. Outcomes following prehospital airway management in severe traumatic brain injury. S Afr Med J. 2013;103(9):644-6.

Teasdale G, Jennett B. Assessment of coma and impaired consciousness. A practical scale. Lancet. 1974;2(7872):81-4.

10 | Ventilação mecânica no tórax instável

Edna Lavisio
Jamili Anbar Torquato

INTRODUÇÃO

O trauma de tórax fechado, geralmente causado por contusões que atingem a parede, a pleura e os pulmões, com fratura de duas ou mais costelas em dois pontos diferentes do mesmo segmento, e que geram instabilidade da parede torácica e consequente ventilação paradoxal, é conhecido como tórax instável, que também pode estar associado a fraturas das junções cartilaginosas ou do esterno. O segmento instável perde a continuidade com o restante da caixa torácica, assumindo o movimento paradoxal durante a respiração espontânea, causando disfunção ventilatória e de troca gasosa.

CAUSAS

Segundo o Advanced Trauma Life Support (ATLS), um número significativo de vítimas de traumatismo torácico morre antes de

conseguir assistência médica adequada e costuma estar acompanhado de lesões em órgãos abdominais, principalmente fígado e baço.

As causas relacionadas com tórax instável estão na Tabela 1.

TABELA 1   Causas relacionadas com tórax instável

Trauma direto	Caixa torácica é golpeada por um objeto em movimento ou vai de encontro a uma estrutura fixa; geralmente há lesões bem delimitadas em costelas
Trauma por compressão	Ocorre em desmoronamentos, escavações, espancamento e esmagamento. Comprime o tórax ou parte dele.
Trauma por desaceleração (ou contusão)	Caracterizado por processo inflamatório em pulmão e/ou coração no local do impacto, causando edema e presença de infiltrado linfomonocitário. O paciente apresentará atelectasia ou quadro semelhante à pneumonia.
Trauma penetrante	É o mecanismo mais comum de traumas abertos, podendo ser causado por armas brancas, objetos pontiagudos, estilhaços de explosões, projéteis de arma de fogo.

QUADRO CLÍNICO

As complicações pulmonares resultantes do trauma levam ao início da sequência de eventos responsáveis pela insuficiência respiratória aguda (IRpA) (Tabela 2).

TABELA 2   Insuficiência respiratória aguda relacionada ao trauma de tórax

Quadro clínico	Complicações pulmonares
Contusão pulmonar	Caracterizada por edema, hemorragia intersticial e alveolar, que diminui a complacência pulmonar e altera a troca gasosa
Alterações mecânicas	Dor e lesões de parede torácica

(continua)

TABELA 2 Insuficiência respiratória aguda relacionada ao trauma de tórax *(continuação)*

Quadro clínico	Complicações pulmonares
Perda estrutural da caixa torácica	Dificulta a negativação da pressão intrapleural e restringe a capacidade de expansão pulmonar
	Diminuição do volume corrente; aumento da frequência respiratória e volume-minuto
	Diminuição da capacidade vital e da capacidade residual funcional
Alteração da relação V/Q provoca hipoxemia	Ventilação alveolar diminui e a perfusão se mantém
Presença de hemorragia e edema	Eleva progressivamente a pressão intersticial, causando aumento da resistência vascular pulmonar e diminuição do fluxo do sangue na região comprometida
Zonas de atelectasias, *shunts* direito-esquerdo	Reduzem a pressão de oxigênio (O_2) e causam retenção de dióxido de carbono (CO_2)
Dor	Produz respiração superficial, taquipneia e hipoventilação, que também podem levar a aumento do espaço morto, menor eficiência da tosse, retenção de secreção e infecção pulmonar

DIAGNÓSTICO

É essencialmente clínico, sendo confirmado pela história de trauma torácico e pela observação de movimentos paradoxais durante a respiração.

Deve-se fazer uma propedêutica torácica para avaliar o padrão respiratório frente a sintomas característicos de pneumotórax hipertensivo e tamponamento cardíaco, pois são lesões que, se não identificadas e tratadas logo, levam rapidamente ao óbito. Após a instalação do tórax instável faz-se necessária a monitoração da pressão arterial e do pulso arterial.

O diagnóstico por imagem é feito primeiramente pela radiografia simples de tórax. A tomografia computadorizada de tórax lhe é superior para detecção de contusões pulmonares; lacerações; edema; rotura traqueal, da aorta e brônquica; atelectasias, hemotórax, pneumotórax e rotura de diafragma.

TRATAMENTO

Uma primeira providência a ser tomada imediatamente após o trauma torácico no local do acidente é conseguir assistência médica adequada (Figura 2) segundo o ATLS, com suporte básico de vida.

VENTILAÇÃO MECÂNICA

A ventilação mecânica no tórax instável é indicada quando há necessidade de intubação endotraqueal por um quadro clínico de in-

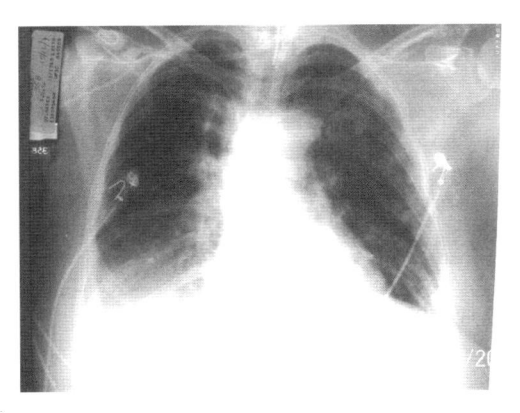

FIGURA 1   Radiografia de tórax instável

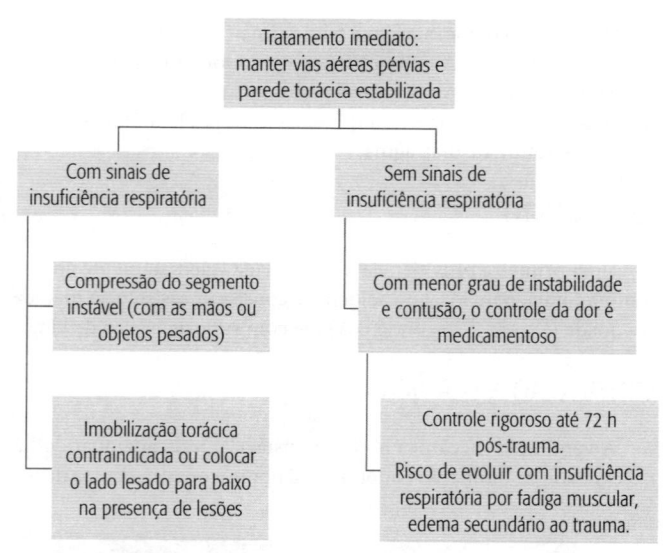

FIGURA 2 Tratamento do trauma de tórax

suficiência respiratória causada por PaO_2 < 60 mmHg ou $PaCO_2$ > 50 mmHg, com a FiO_2 > 40%, associada ao trauma grave, rebaixamento de nível de consciência e/ou choque; na presença de obstrução de vias aéreas ou atelectasias de repetição, aumento do trabalho respiratório que pode levar à fadiga muscular respiratória e alterações graves na mecânica respiratória.

Consequentemente a esse quadro, o paciente desenvolve um mecanismo de adaptação transitória:

- Aumento do volume-minuto por aumento da frequência respiratória, com diminuição do volume corrente; se não for revertido pode levar a fadiga muscular pelo aumento da demanda metabólica.

- Diminuição na complacência do sistema respiratório e aumento na resistência de vias aéreas.
- Dor que leva à restrição da movimentação da caixa torácica.
- "Respiração paradoxal".

O suporte ventilatório pode ser usado como uma maneira de fixar internamente o segmento instável por meio da pressão positiva expiratória (PEEP), inibindo o movimento paradoxal. O ventilador introduz ar sob pressão positiva e insufla os pulmões, fazendo a parede torácica expandir passivamente; assim o movimento paradoxal deixa de existir e os fragmentos ósseos passam a ser movimentados de maneira uniforme pelo pulmão em expansão, estabilizando a parede torácica (estabilização pneumática interna). Os movimentos respiratórios da caixa torácica com segmento instável causam respiração paradoxal e a dor leva à respiração superficial. A diminuição do volume corrente pode levar ao colapso alveolar, *shunt* e hipoxemia. Esse estado persiste até a causa dos fatores ser resolvida clínica ou cirurgicamente.

O tempo de ventilação mecânica depende do período necessário para que o segmento pulmonar se estabilize pela expansão interna dos pulmões e diminuição e/ou controle da dor, que fica entre 2 a 3 semanas.

Quando o paciente é submetido à fixação cirúrgica dos segmentos instáveis, a retirada do suporte ventilatório pode ocorrer em 1 a 2 dias após o procedimento, caso não haja outra complicação associada. Esse procedimento reduz o tempo de hospitalização, de ventilação mecânica, pneumonias e mortalidade.

Se a necessidade do suporte ventilatório para fixação pneumática e estabilização das fraturas dos arcos costais for prolongada, pode levar a complicações como pneumonias, diminuição da força muscular respiratória e tosse ineficaz para eliminar secreção.

O nível da PEEP sugerido para garantir uma estabilização pneumática interna e melhorar a troca gasosa e mecânica do sistema respiratório é > 10 cmH$_2$O; deve-se ajustar a níveis ideais para garantir recrutamento alveolar ou aumento da capacidade residual funcional. A PEEP reduz o *shunt* e permite o uso de FiO_2 mais baixa, prevenindo dano alveolar da oxigenoterapia concentrada e colapso que esses alvéolos apresentam quando submetidos à lavagem do nitrogênio provocada pela FiO_2 persistentemente elevada. Todas essas medidas em conjunto com o posicionamento adequado do paciente buscam ventilar melhor as áreas sob atelectasias e reduzir o *shunt*. A associação ventilação assistida e PEEP reduz a duração da ventilação e diminui as complicações e a mortalidade decorrentes do método.

Para escolha dos modos ventilatórios são preconizados volumes correntes de 8 a 10 mL/kg e FR baixa, de modo a manter esses pacientes em leve alcalose respiratória. No modo com pressão, deve-se garantir volume corrente suficiente e ainda tempo inspiratório mais longo ou pausa inspiratória.

A ventilação independente pode ser indicada para alcançar níveis diferenciados de PEEP e de volume corrente para cada pulmão, obtendo-se melhora na relação V/Q. O procedimento evita a distensão demasiada de regiões do pulmão normalmente complacentes, enquanto proporciona os benefícios dos níveis mais altos de PEEP nos segmentos lesados e de baixa complacência.

DESMAME DA VENTILAÇÃO MECÂNICA

O desmame do suporte ventilatório inicia-se quando o quadro que levou à ventilação mecânica tiver sido controlado ou não se tiver um tempo previsto para essa conduta no trauma de tórax; mesmo se persistirem alterações mecânicas como movimento paradoxal, o critério do desmame é sempre funcional. Muitas vezes o trauma de tórax está associado a outros traumas, procedimentos cirúrgicos, choque e pneumonia, levando a maior tempo de ventilação mecânica, tornando-o mais difícil e necessitando de adequação para cada caso. Isso ocorre por diminuição de força muscular respiratória, pneumonias, atelectasias que ocorrem pela dor, diminuição da expansibilidade torácica, movimentos paradoxais que interferem nos ciclos espontâneos no decorrer da retirada da sedação e aumentam o trabalho respiratório, sendo necessário o controle da dor; muitas vezes esses pacientes são acompanhados pela equipe da dor, que instalam bombas de analgesia controladas pelo paciente, para que se possa realizar o desmame e a retirada da ventilação mecânica invasiva.

A tosse e a mobilização desse paciente pela fisioterapia também necessitam de redução da dor para que haja um trabalho eficaz das técnicas fisioterápicas.

Os modos utilizados para o desmame são SIMV e PS (ventilação mandatória intermitente sincronizada e pressão de suporte), PSV (ventilação com pressão de suporte), CPAP (pressão positiva contínua), PAV (ventilação proporcional assistida), volume suporte e teste de respiração espontânea. Dependem dos quadros clínico e funcional do paciente e o melhor método é aquele com que as equipes de fisioterapia e médica estão mais familiarizadas.

VENTILAÇÃO NÃO INVASIVA E FISIOTERAPIA

No tórax instável nem todos os pacientes requerem intubação, que somente é indicada na descompensação respiratória. A fisioterapia intensifica o trabalho com remoção de secreção pulmonar, mobilização precoce, incentivadores respiratórios, umidificação de vias aéreas, respiração com pressão positiva intermitente, CPAP e tratamento das atelectasias.

Após a avaliação inicial, a terapia deve visar a manter higiene brônquica e estabilização da parede torácica, que necessitam de associação com analgesia e/ou sedação, permitindo uma fisioterapia efetiva. As técnicas utilizadas são bem diversificadas e envolvem uma série de exercícios de expansão pulmonar, reeducação diafragmática, técnicas de expiração forçada para remoção de secreção e uso de incentivadores respiratórios para pacientes colaborativos. Já para pacientes pouco colaborativos, confusos ou sob assistência ventilatória mecânica devem ser realizadas técnicas de terapia manual, posicionamento e drenagem postural. Algumas manobras de higiene brônquica são contraindicadas no local da fratura, como tapotagem e/ou vibrocompressão (no tórax contralateral, esse procedimento pode ser realizado desde que haja cautela com essas manobras).

As interfaces nasal, facial e bocal são utilizadas para realização de exercícios com pressão positiva intermitente (VPPI), incentivando a tosse assistida e a umidificação das vias aéreas por nebulização para fluidificar as secreções e facilitar a expectoração.

O CPAP, pelo princípio de estabilização pneumática interna, por meio do uso da PEEP, previne o colapso alveolar e minimiza o efeito *shunt*, promovendo melhora na complacência do sistema. Ventilação não invasiva com dois níveis pressóricos age com o mesmo princípio da pressão contínua, porém pode proporcionar mais conforto para o paciente.

A VNI é contraindicada para casos de hipoxemia refratária, queda do estado mental, instabilidade hemodinâmica, incapacidade de adaptação às máscaras nasal ou facial e falência das tentativas anteriores. É usada no período de pós-extubação, prevenindo alguns problemas decorrentes da VI, mas na falência respiratória pós-extubação pode haver riscos e aumentar a mortalidade, principalmente se houver demora em se proceder à reintubação.

BIBLIOGRAFIA

Althausen PL, Shannon S, Watts C, Thomas K, Bain MA, Coll D, et al. Early surgical stabiliztion of flail chest with locked plate fixation. J Orthop Trauma. 2011;25(11):641-7.

Athanassiadi K, Gerazounis M, Theakos N. Management of 150 flail chest injuries: analysis of risk factors affecting outcome. Eur J Cardiothorac Surg. 2004;26(2):373-6.

Carbognani P, Cattelani L, Bellini G, Rusca M. A technical proposal for the complex flail chest. Ann Thorac Surg. 2000;70(1):342-3.

Carvalho CRR, editor. Ventilação mecânica: Volume II - Avançado. São Paulo: Atheneu; 2000.

Carvalho CRR, Toufen Jr. C, Franca SA. III Consenso de Ventilação Mecânica. J Bras Pneumol. 2007;33(Supl 2):S54-70.

Davignon K, Kwo J, Bigatello LM. Pathophysiology and management of the flail chest. Minerva Anestesiol. 2004;70(4):193-9.

Dehghan N, de Mestral C, McKee MD, Schemitsch EH, Nathens A. Flail chest injuries: a review of outcomes and treatment pratices from the National Trauma Data Bank. J Trauma Acute Care Surg. 2014;76(2):462-8.

Feltrin MI, Parreira VF. Fisioterapia respiratória: In: Anais da 1ª Conferência de Consenso em Fisioterapia Respiratória; 1994 Dez 2-3; Lyon, França. Lyon; 1994.

Granetzny A, Abd El-Aal M, Emam E, Shalaby A, Boseila A. Surgical versus conservative treatment of flail chest. Evaluation of the pulmonary status. Interact Cardiovasc Thorac Surg. 2005;4(6):583-7.

Mayberry JC, Terhes JT, Ellis TJ, Wanek S, Mullins RJ. Absorbable plates for rib fracture repair: preliminary experience. J Trauma 2003;55(5):835-9.

Lardinois D, Krueger T, Dusmet M, Ghisletta N, Gugger M, Ris HB. Pulmonary function testing after operative stabilisation of the chest wall for flail chest. Eur J Cardiothorac Surg. 2001;20(3):496-501.

Marsico GA, Azevedo D. Orientação atual no tratamento do tórax instável. Pulmão. 2000;9(1):44-53.

Middleton C, Edwards M, Lang N, Elkins J. Management and treatment of patients with fractured ribs. Nurs Times. 2003;99(5):30-2.

Pérez OI, Oliveira HR, Moreno CR, Salazar REL, Fernandez REA. Traumatismo torácico bilateral: a propósito de um caso. Rev Cubana Cir. 2002;41(3):201-5.

Simon B, Ebert J, Bokhari F, Capella J, Emhoff T, Hayward T 3rd, et al.; Eastern Association for the Surgery of Trauma. Management of pulmonary contusion and flail chest: an Eastern Association for the Surgery of Trauma practice management guideline. J Trauma Acute Care Surg. 2012;73(5 Suppl 4):S351-61.

Sivaloganathan M, Stephens R, Grocott M. Management of flail chest. Hosp Med. 2000;61(11):811.

Souza AS Jr., Marchiori E. Achados de imagem no trauma torácico. Rev. Pneumologia Paulista. 2007;20(37):29-34

Sullivan SB, Schmitz TJ. Fisioterapia: avaliação e tratamento. 4ª ed. São Paulo: Manole; 2004.

Tanaka H, Tajimi K, Endoh Y, Kobayashi K . Pneumatic stabilization for flail chest injury: an 11-year study. Surg Today. 2001;31(1):12-7.

Terra Filho M, et al. Pneumologia: atualização e reciclagem. Vol. IV. São Paulo: Vivaldi; 2001.

Velmahos GC, Vassiliu P, Chan LS, Murray JA, Berne TV, Demetriades D. Influence of flail chest on outcome among patient with severe thoraciccage trauma. Int Surg. 2002;87(4):240-4.

Zelenak J, Kutarna J, Hutan M, Kalig K. Stabilisation of thoracic wall in patients with chest injury. Bratisl Lek Listy. 2002;103(4-5):176-8.

Nadja Cristinne Silva Carvalho
Alysson Roncally Silva Carvalho

INTRODUÇÃO

A primeira descrição da síndrome do desconforto respiratório agudo (SDRA) data de 1967, quando Ashbaugh et al. descreveram casos de 12 pacientes com evolução clínica cursando com desconforto respiratório agudo, cianose refratária à administração de oxigênio, redução da complacência pulmonar e infiltrados difusos observados na radiografia de tórax.

A SDRA é uma condição de risco de vida causada por diversos insultos pulmonares (pneumonia, broncoaspiração) ou extrapulmonares (sepse, pancreatite, trauma), frequentemente fatal e considerada importante problema de saúde pública. Apesar dos avanços científicos e farmacológicos, as opções terapêuticas direcionadas ao processo patológico ainda são limitadas e a VM continua sendo a principal terapia de suporte aos pacientes com SDRA. Entretanto, a VM, por si pode causar ou potencializar a lesão pulmonar, processo conhecido como lesão pulmonar induzida ou associada pela ventilação (VILI/VALI, do inglês, *ventilator induced or associated lung injury*, respectivamente). O presente capítulo abordará os princípios gerais das estratégias ventilatórias mecânicas protetoras, incluindo o papel de diferentes variáveis ventilatórias como volume corrente (Vt), pressão positiva ao final da expiração (PEEP), e pressão de distensão na otimização da oxigenação e redução dos riscos de VILI/VALI.

DEFINIÇÃO E CLASSIFICAÇÃO DA SÍNDROME DO DESCONFORTO RESPIRATÓRIO AGUDO

A síndrome do desconforto respiratório agudo (SDRA) é atualmente definida, de acordo com o consenso de Berlim, como a insuficiência respiratória de início agudo, com menos de 7 dias do evento clínico identificado ou a partir da piora do quadro respiratório, caracterizada por opacidades bilaterais à radiografia torácica frontal, não completamente explicadas por atelectasias, nódulos ou derrame pleural e hipoxemia (razão $PaO_2/FIO_2 \leq 300$ mmHg), sem evidência clínica de insuficiência cardíaca congestiva esquerda ou sobrecarga hídrica. A SDRA é classificada em três categorias:

1. lesão pulmonar induzida ou associada pela ventilação grave: $PaO_2/FIO_2 \leq 100$ mmHg;
2. lesão pulmonar induzida ou associada pela ventilação moderada: $100 < PaO2/FIO_2 \leq 200$ mmHg;
3. lesão pulmonar induzida ou associada pela ventilação leve: $PaO_2/FIO_2 \leq 300$ mmHg. Essas medidas realizadas usando a pressão positiva ao final da expiração (PEEP) ≥ 5 cmH$_2$O ou pressão positiva contínua nas vias aéreas (CPAP) ≥ 5 cmH$_2$O na SDRA leve.

No presente capítulo, as estratégias ventilatórias serão descritas considerando a atual definição da SDRA, suas categorias e as recomendações atuais conjuntas da American Thoracic Society, da European Society of Intensive Care Medicine e da Society of Critical Care Medicine.

VENTILAÇÃO MECÂNICA PROTETORA NA SDRA

A VM protetora consiste em um conjunto de estratégias que visam a mitigar os mecanismos da VILI/VALI, incluindo hiperdistensão alveolar, o colapso e a reabertura cíclica de unidades alveolares. De forma geral, as estratégias ventilatórias protetoras associam ventilação com baixo Vt (≤ 6 mL/kg), limitada pressão de platô (30 cmH$_2$O), enquanto permite hipercapnia do tipo permissivo.

Historicamente, a VM com alto Vt (10 a 15 mL/kg) era recomendado para portadores da SDRA com o objetivo de melhorar a troca gasosa. Esse conceito foi bem aceito até os anos 1980, quando foi proposto que o alto Vt seria um fator responsável pela lesão à estrutura pulmonar.

Esses achados foram confirmados em 2000 por meio de um estudo multicêntrico randomizado e controlado em pacientes com SDRA, no qual foi mostrado que pacientes ventilados com Vt ≤ 6 mL/kg de peso predito tiveram redução relativa de 25% da mortalidade hospitalar.[4] Após esse estudo, a eficácia da ventilação com baixo Vt (≤ 6 mL/kg de peso predito) foi avaliada em diferentes ensaios clínicos randomizados e controlados e é hoje fortemente recomendada para todas as categorias da SDRA.

Apesar de essa estratégia protetora com baixo Vt ter trazido benefícios inquestionáveis, a mortalidade em pacientes com SDRA permanecia alta. Estudos com tomografia computadorizada demonstraram que o pulmão do paciente com SDRA é caracterizado pela não-homogeneidade na distribuição da aeração pulmonar, em que áreas não aeradas, localizadas nas regiões mais inferiores e posteriores, coexistem com áreas hiperaeradas, localizadas nas regiões mais anterossuperiores, e com uma pequena área de parênquima normalmente aerada, proporcional em dimensões ao pulmão de um bebê (Figura 1). Esses achados sustentam o conceito de *baby lung* na SDRA, em que o pulmão funcional, ou seja, que efetivamente participa da ventilação, é menor e receberia a maior parte do Vt, sendo portanto exposto a uma distensão excessiva.

Nesse cenário, a aplicação de estratégias com altas pressões inspiratórias nas vias aéreas, com o objetivo de reabrir unidades alveo-

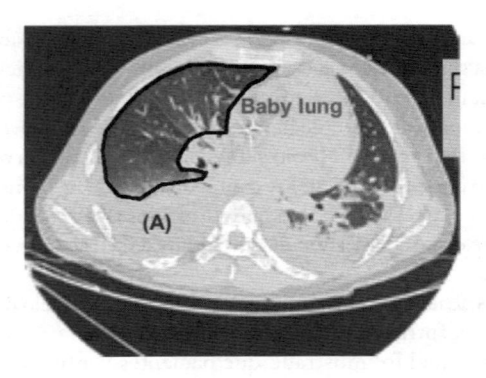

FIGURA 1   Imagem de tomografia computadorizada do tórax em um corte axial sem contraste de um paciente portador da SDRA. Observa-se a distribuição heterogênea dentro dos pulmões. O aumento da densidade do tecido pulmonar nas regiões dorsais (A) é causado por consolidação e atelectasia. As regiões aeradas e ventrais (*baby lung,* área em destaque) têm a mais alta complacência e tendem a se tornar excessivamente distendidas.

lares previamente colapsadas, poderiam diminuir as chances de VILI/VALI. Essa estratégia, conhecida como *open lung approach,* é associada ao recrutamento alveolar e ao uso de PEEP para obter (1) melhora da hipoxemia arterial a princípio pelo recrutamento de áreas pulmonares previamente colapsadas e consequente redução do *shunt* intrapulmonar; (2) ventilação pulmonar mais homogênea pelo aumento do número de unidades alveolares funcionais; e consequentemente (3) redução da VILI/VALI pela manutenção de alvéolos abertos, prevenindo a abertura e o fechamento cíclicos pela aplicação de um nível ótimo de PEEP.

O efeito da PEEP sobre a mortalidade foi avaliado em três grandes estudos, porém todos falharam em demonstrar redução significativa da mortalidade. Entretanto, considerando os desfechos secundários, esses estudos mostraram redução do uso de manobras de resgate (p. ex., posição prona) e redução do número de dias com disfunção de outros órgãos. Ao realizar uma metanálise com dados individuais desses estudos, mostrou-se que a PEEP alta reduziu a mortalidade, quando considerados apenas os pacientes com SDRA moderada a grave, sendo portanto recomendada exclusivamente para essa categoria de pacientes.

Apesar das recomendações, incertezas ainda existem em relação ao melhor método para ajustar a PEEP de pacientes com SDRA. Métodos como a tabela PEEP/FiO$_2$, apesar de ser facilmente implementada na prática clínica, não garante necessariamente a individualização da PEEP. A titulação da PEEP guiada pela complacência do sistema respiratório (C$_{SR}$) ou pela pressão transpulmonar foi associada à melhora na oxigenação; entretanto, o impacto sobre a mortalidade ainda não é claro. Portanto, estudos ainda são necessários para avaliar o melhor método para ajustar a PEEP, considerando não apenas a melhora na oxigenação, mas também a redução da VILI/VALI principalmente métodos para identificar quais pacientes seriam mais prováveis de se beneficiar com altos níveis de PEEP. Ademais, o uso de níveis inapropriados de PEEP pode reduzir o retorno venoso, as pré-cargas ventriculares direita e esquerda, causando redução no débito cardíaco, pode ainda causar aumento na resistência vascular pulmonar e aumentar o espaço-morto alveolar.

A manobra de recrutamento alveolar (MRA), descrita como parte central do *open lung approach*, consiste na elevação temporária da pressão de platô das vias aéreas, com o objetivo de atingir as pressões críticas de abertura de um grande número de unidades alveolares previamente colapsadas. Usualmente, a MRA é seguida de uma estratégia de titulação de PEEP para manutenção dos benefícios alcançados. Apesar dos convincentes princípios fisiológicos dessa estratégia, o maior estudo prospectivo controlado e randomizado que investigou os efeitos da MRA e da titulação da PEEP em pacientes com SDRA mostrou maior taxa de mortalidade em pacientes com SDRA moderada-grave, que tenham recebido a MRA associada à titulação de PEEP. Apesar de essa estratégia ter sido aplicada a pacientes que teoricamente se beneficiariam da MRA e da PEEP alta, importantes considerações metodológica sobre esse estudo tornam os resultados altamente questionáveis. Nele, as características de proteção pulmonar do grupo-controle podem ter compensado quaisquer potenciais vantagens fisiológicas do recrutamento pulmonar e da estratégia de titulação da PEEP. A estratégia do grupo-controle consistiu em Vt baixo (< 6 mL/kg) e uso de níveis mais baixos de PEEP. A adesão ao baixo Vt foi alcançada, com Vts menores do que aqueles observados no ARDSnet. Por outro lado, os valores de PEEP foram aproximadamente 3 cmH$_2$O superiores aos observados nos grupos-controle de estudos anteriores. Portanto, pode-se questionar se o aumento na taxa de mortalidade no grupo-tratamento foi consequência do uso de níveis de PEEP muito altos, considerando que o grupo-controle já recebia um nível de PEEP alto.

Entende-se que a eficiência da MRA é criticamente dependente da resposta individual do paciente ao emprego da PEEP. Um clássico estudo com tomografia computadorizada mostrou que a proporção de tecido pulmonar recrutado com o aumento da PEEP de 5 para 45 cmH$_2$O variou amplamente entre a população do estudo. Portanto, o uso de níveis elevados de PEEP em um pulmão não responsivo ao recrutamento pode significar hiperdistensão das regiões normalmente aeradas e exacerbação da VILI/VALI. Embora medidas simples de oxigenação em resposta ao uso de PEEP possam ser realizadas, a avaliação do potencial de recrutamento alveolar a beira-leito é atualmente desafiadora e não foi considerada em nenhum dos ensaios clínicos já realizados, o que poderia em parte explicar os resultados.

Portanto, a correta definição da população com SDRA que se beneficiaria dessa estratégia (SDRA grave ou moderada), o tempo correto para aplicação (SDRA precoce ou tardia) e o método correto para alcançar e manter o recrutamento alveolar sem causar danos estruturais aos pulmões ou comprometimento hemodinâmico são fatores indispensáveis para garantir o sucesso dessa estratégia. Entretanto, até o presente ainda são tópicos controversos.

Recentemente, uma metanálise em pacientes com SDRA sugeriu que a pressão de distensão (do inglês *driving pressure*) está mais fortemente relacionada com a VILI/VALI do que o Vt. Define-se pressão de distensão inspiratória (delta-P) como o gradiente total de pressão aplicado ao sistema respiratório, medido como a diferença entre a pressão de platô e a PEEP total durante a ventilação controlada. Conceitualmente, equivale à razão entre o volume e a complacência do sistema respiratório (delta-P = delta-V/C$_{SR}$) e reflete a distribuição do Vt pelo compartimento funcional do pulmão e não em relação ao peso predito do paciente. Portanto, estratégia ventilatórias com um controle mais rigoroso sobre a pressão de distensão, mantendo-a < 16 cmH$_2$O, seria mais eficiente para minimizar a VILI/VALI de pacientes com SDRA.

Adicionalmente, foi sugerido que outras variáveis parecem ter um papel importante na formação da VILI/VALI, sendo esta resultante não apenas do Vt, mas do produto entre volume, pressão do platô e frequência respiratória. Assim, em teoria, a lesão pulmonar estaria relacionada com a frequência com a qual os pulmões são expostos a determinado estresse e tensão, mesmo na presença de Vt reduzido. Apesar da importância desse conceito, o efeito da frequência respiratória na ocorrência de VILI/VALI ou seu impacto em pacientes com SDRA ainda não foi avaliado.

TERAPIAS ADJUNTAS

Apesar dos avanços significativos em relação a estratégias ventilatórias protetoras, a mortalidade na SDRA permanece inaceitavelmente alta, principalmente em pacientes com SDRA grave. As terapias não convencionais, farmacológicas e não farmacológicas estão sendo amplamente estudadas na tentativa de reduzir VILI/VALI e melhorar a oxigenação desses pacientes. Algumas dessas terapias serão abordadas a seguir.

Posição prona

Descrita pela primeira vez em 1976, a ventilação mecânica em posição prona vem sendo associada à melhora na oxigenação e ao recrutamento pulmonar sem promover grandes efeitos adversos em pacientes com SDRA.

Na posição supino, o peso das regiões ventrais dos pulmões, do coração e das vísceras abdominais aumenta a pressão pleural e reduz a pressão transpulmonar nas regiões dorsais do pulmão, favorecendo o fechamento de unidades alveolares. Em um pulmão com SDRA, esse efeito é exacerbado pela presença do edema, levando ao aumento ainda maior do gradiente de pressão pleural ventrodorsal e, portanto, redução da ventilação nas regiões dorsais do pulmão (dependentes).

Na posição prona, o gradiente de pressão pleural de regiões não dependentes para dependentes é reduzido, há o recrutamento das regiões pulmonares dorsais (não dependentes, na posição prona) e consequentemente a aeração e a ventilação se tornam mais homogeneamente distribuídas nos pulmões. É importante ressaltar que, anatomicamente, a região dorsal é maior do que a região ventral, portanto o recrutamento nas regiões dorsais (não dependentes, na posição prona) tende a superar o derrecrutamento sofrido nas regiões ventrais (dependentes, na posição prona). Considerando a distribuição do fluxo sanguíneo pulmonar, a posição prona não parece ter impacto significativo. Assim, com padrões de perfusão relativamente constantes e a melhora acentuada da homogeneidade ventilatória na posição prona, a redução do *shunt* é esperada, promovendo melhora significativa na oxigenação. Estudos também mostraram que a posição prona, comparada à supina, além de promover o recrutamento, reduz as áreas hiperaeradas e a expressão de mediadores pró-inflamatórios na posição prona, incluindo neutrófilos que são responsáveis pela perpetuação da lesão pulmonar.

Atualmente, a posição prona por mais de 12 horas/dia é recomendada para pacientes adultos com SDRA grave. Entretanto, os riscos de efeitos adversos como úlceras de pressão e complicações associadas à obstrução do tubo orotraqueal devem ser considerados.

Ventilação oscilatória de alta frequência

A ventilação oscilatória de alta frequência permite a ventilação com volume corrente extremamente baixo (1 a 4 mL/kg), entregue ao paciente com frequência de 3 a 15 Hz, enquanto mantém a alta pressão de vias aéreas. Teoricamente, seria a estratégia ventilatória protetora ideal, por promover simultaneamente o recrutamento de unidades alveolares colapsadas pelos altos níveis de pressão nas vias aéreas, enquanto reduz a distensão alveolar excessiva em razão do baixo Vt. Entretanto, o uso em pacientes com SDRA ainda é controverso.

Apesar de alguns estudos clínicos randomizados e controlados mostrarem que a ventilação oscilatória de alta frequência promove melhora da oxigenação, nenhum estudo foi capaz de mostrar redução na mortalidade e, principalmente, a ventilação oscilatória de alta frequência foi associada ao aumento do risco de mortalidade e barotrauma e a complicações hemodinâmicas, provavelmente pela alta pressão das vias aéreas.

Idealmente, a ventilação oscilatória de alta frequência deve ocorrer dentro de uma zona segura da curva pressão-volume, evitando, portanto, o derrecrutamento ao final da expiração e a hiperdistensão durante a inspiração. Entretanto, a falta de um consenso sobre os ajustes ventilatórios seguros e a heterogeneidade do potencial de recrutamento alveolar de pacientes com SDRA comprometem o uso dessa modalidade ventilatória. Ademais, pelos relatos de danos significativos associados à ventilação oscilatória de alta frequência e à ausência de benefícios reportada nos estudos clínicos, a ventilação oscilatória de alta frequência ainda não é recomendada em pacientes com SDRA moderada-grave.

Ventilação não invasiva

Considerando os riscos das lesões associadas à ventilação mecânica invasiva, a complicações da intubação traqueal ou traqueostomia, a ventilação mecânica não invasiva (VNI) surge como uma estratégia que atrasa ou até evita o uso da ventilação invasiva. Durante a VNI, a pressão positiva é entregue ao paciente por meio de interfaces não invasiva, como máscaras e capacetes. Um ensaio clínico randomizado mostrou que a VNI com capacete reduziu a necessidade de intubação quando comparada à oxigenoterapia em 81 pacientes com SDRA, e melhorou a sobrevida quando comparado à máscara facial.

Apesar de a VNI ser uma modalidade de tratamento bem estabelecida para subgrupos de pacientes com falência respiratória, como portadores de doenças pulmonares obstrutivas crônicas (DPOCs) ou edema pulmonar cardiogênico, o uso em pacientes com SDRA ainda é controverso. A primeira metanálise especificando o papel da VNI em pacientes com SDRA fracassou em demonstrar as vantagens da VNI em relação ao número de intubações e sobrevida. Mais recentemente, foi mostrado que a VNI reduz o número de intubações, porém sem efeitos na mortalidade quando comparado à oxigenoterapia.

Os pontos cruciais para o sucesso na instituição da VNI consistem na seleção apropriada dos pacientes e no reconhecimento precoce dos sinais de fracasso da VI, já que o atraso na intubação está associado à piora no prognóstico. Após o início da VNI, a melhora rápida na condição do paciente deve ser observada, principalmente na PaO_2/FiO_2. Alguns estudos definiram que valores na PaO_2/FiO_2 entre 146 e 175 mmHg após 1 hora de VNI prevê o insucesso da VNI.

Em relação à seleção dos pacientes, estudos apoiam o uso da VNI em SDRA leve e sugerem seu uso na SDRA moderada apenas quando a PaO_2/FiO_2 for maior do que 150 mmHg. Na SDRA grave, a VNI tem menor chance de sucesso e está associada à maior taxa de mortalidade quando comparada à ventilação invasiva e deve ser evitada.

Suporte respiratório extracorpóreo

O suporte respiratório extracorpóreo é um tipo de circulação extracorpórea que suporta os pulmões, realizando a troca gasosa através de um circuito extracorpóreo. Essa estratégia inclui a oxigenação extracorpórea por membrana (ECMO, do inglês *extracorporeal membrane oxygenation*) e a remoção extracorpórea do dióxido de carbono ($ECCO_2R$, do inglês *extracorporeal carbono dioxide removal*).

A hipercapnia é uma realidade em pacientes com SDRA grave e, apesar de ser tolerada como parte da estratégia ventilatória protetora, torna-se tolerável quando coexistem com situações específicas como hipertensão craniana. A utilização da $ECCO_2R$ e da ECMO foi proposta para permitir a utilização de parâmetros ventilatórios menos lesivos, Vts menores que 6 mL/kg, isto é, VM ultraprotetora, enquanto promove o controle mais preciso da $PaCO_2$.

ECMO é um sistema em que o sangue é drenado do corpo por uma cânula, em uma configuração venovenosa ou venoarterial, passa por uma membrana em que ocorre a entrega de oxigênio e a remoção do CO_2 e é reinfundido no paciente. O uso da ECMO foi aprimorado e ampliado mais recentemente com o surto da influenza pandêmica (H1N1), quando foram gerados resultados otimistas em relação à mortalidade. Entretanto, no único estudo clínico randomizado com pacientes com SDRA, não foram observadas diferenças significativas na mortalidade e, portanto, não há evidências suficientes para recomendar ou não o uso de ECMO para pacientes com SDRA. Apesar disso, a ECMO pode ser indicada como uma terapia de resgate para pacientes SDRA grave com $PaO_2/FiO_2 < 80$ mmHg, hipercapnia não compensada com acidemia (pH < 7,15) ou altas $P_{platô}$ ao final da inspiração (>35 a 45 cmH_2O). Entretanto, é fortemente recomendado que a princípio sejam consideradas outras terapias de suporte na SDRA grave, cujos benefícios já tenham sido descritos, por exemplo, a posição prona.

O uso da $ECCO_2R$ foi descrito pela primeira vez na década de 1970 e tornou-se mais popular nos últimos anos com o reconhecimento da importância das estratégias ventilatórias protetoras. Diferentemente da ECMO, em que a população-alvo é de portadores da SDRA mais grave, o uso da $ECCO_2R$ tem ganhado interesse na população com SDRA menos grave, com o objetivo de otimizar as estratégias ventilatórias protetoras, incluindo Vt, pressão de platô e frequências respiratórias ainda mais baixas, mantendo o pH dentro de um intervalo clinicamente aceitável. Esse conceito de ventilação ultraprotetora (Vt < 6 mL/kg) com a $ECCO_2R$ foi associado à redução de mediadores inflamatórios, sugerindo redução da VILI/VALI. Porém esses resultados não foram suportados por um estudo clínico seguinte, em que não houve diferença em relação aos dias livres de VM.

Até o momento, apesar do crescente entusiasmo em eliminar o ventilador mecânico inteiramente e usar a ECMO como o único suporte, estudos que comprovam a eficácia do suporte respiratório extracorpóreo de pacientes com SDRA ainda são extremamente limitados. Particular atenção deve ser dada a complicações associadas, que incluem hemorragias, trombose, hemólise, infecção, entre outros, para não trocar um conjunto de problemas relacionados com a VM por outros relativos ao suporte respiratório extracorpóreo.

Bloqueio neuromuscular

Agentes bloqueadores neuromusculares agem impedindo a transmissão na junção neuromuscular, causando a paralisia da musculatura esquelética. Usado com o objetivo de facilitar a VM, a infusão de agentes bloqueadores por um período de 48 horas em pacientes com SDRA foi associada à melhora na oxigenação e a tendência à menor mortalidade. Mais recentemente, em 2010, o uso do cisatracúrio por 48 horas no início do curso da SDRA grave, associado à VM protetora, aumentou o número de dias sem VM, diminuiu a incidência de barotrauma e aumentou a sobrevida. Os possíveis mecanismos que explicariam os benefícios encontrados ainda não foram completamente elucidados. Sugere-se que um breve período de paralisia muscular limita a ocorrência de fenômenos potencialmente lesivos durante a VM, como disparo reverso (contrações musculares diafragmáticas desencadeadas por insuflações), *pendelluft* (movimento de ar da região não dependente dos pulmões para a dependente, sem mudanças no Vt) e dissincronias entre o paciente e o ventilador mecânico, permitindo maior controle do Vt e das pressões ajustadas, favorecendo por sua vez uma VM mais protetora. Outro mecanismo possível envolve a redução da inflamação pulmonar ou sistêmica por meio da redução de marcadores de lesão epitelial e endotelial, assim como marcadores inflamatórios em pacientes com SDRA moderada-grave (PaO_2/FiO_2 < 120 mmHg).

Apesar dos potenciais benefícios, o uso em longo prazo de agentes bloqueadores neuromusculares está associado ao desenvolvimento de fraqueza neuromuscular. Adicionalmente, a adequação da dosagem e o tempo de uso ainda é incerto. Portanto, mais estudos ainda são necessários para que o uso de agentes neuromusculares seja incorporado à rotina clínica como uma terapia adjunta na SDRA.

CONCLUSÃO

A SDRA é um problema clínico comum de pacientes graves e está associada a alta morbimortalidade. A ventilação mecânica invasiva é necessária para a maioria dos pacientes com SDRA. Entretanto, pelo tamanho funcional do pulmão diminuído na SDRA, o risco de lesão pulmonar induzida pela ventilação é maior nesses pacientes. Dessa forma, a aplicação de uma ventilação protetora, isto é, que minimize a distensão pulmonar e a abertura e o fechamento cíclicos de unidades alveolares, é imprescindível para evitar a perpetuação da lesão pulmonar. De acordo com as recomendações, a ventilação com baixo volume corrente (6 a 8 mL/kg) e limitadas $P_{platô}$ (< 30 cmH_2O) deve ser considerada em todas as categorias da doença. Para portadores de SDRA moderada a grave, altos níveis de PEEP podem ser usados, enquanto na SDRA grave recomenda-se fortemente o uso da posição prona. Estratégias alternativas que complementam a ventilação protetora pulmonar podem ser necessárias, entretanto, apesar das evidências existentes sugerirem que alguns dos tratamentos não convencionais disponíveis possam ser eficazes para pacientes com SDRA grave, devem ser usados com cautela e de acordo com as recomendações.

BIBLIOGRAFIA

Amato MB, Meade MO, Slutsky AS, Brochard L, Costa EL, Schoenfeld DA, et al. Driving pressure and survival in the acute respiratory distress syndrome. N Engl Med. 2015;372(8):747-55.

Ashbaugh DG, Bigelow DB, Petty TL, Levine BE. Acute respiratory distress in adults. Lancet. 1967;2(7511):319-23.

Bein T, Aubron C, Papazian L. Focus on ECMO and $ECCO_2R$ in ARDS patients. Intensive Care Med.2017;43(9):1424–26.

Bellani G, Laffey JG, Pham T, Madotto F, Fan E, Brochard L, et al.; LUNG SAFE Investigators; ESICM Trials Group. Noninvasive Ventilation of Patients with Acute Respiratory Distress Syndrome. Insights from the LUNG SAFE Study. Am J Respir Crit Care Med. 2017;195(1):67-77.

Brambilla AM, Aliberti S, Prina E, Nicoli F, Del Forno M, Nava S, et al. Helmet CPAP vs. oxygen therapy in severe hypoxemic respiratory failure due to pneumonia. Intensive Care Med. 2014;40(7):942-9.

Briel M, Meade M, Mercat A, Brower RG, Talmor D, Walter SD, et al. Higher vs lower positive end-expiratory pressure in patients with acute lung injury and acute respiratory distress syndrome: systematic review and meta-analysis. JAMA. 2010;303(9):865-73.

Brochard L, Roudot-Thoraval F, Roupie E, Delclaux C, Chastre J, Fernandez-Mondéjar E, et al. Tidal volume reduction for prevention of ventilator-induced lung injury in acute respiratory distress syndrome. The Multicenter Trial Group on Tidal Volume reduction in ARDS. Am J Respir Crit Care Med. 1998;158(6):1831-8.

Brower RG, Lanken PN, MacIntyre N, Matthay MA, Morris A, Ancukiewicz M, et al.; National Heart, Lung, and Blood Institute ARDS Clinical Trials Network. Higher versus lower positive end-expiratory pressures in patients with the acute respiratory distress syndrome. N Engl J Med. 2004;351(4):327-36.

Delclaux C, L'Her E, Alberti C, Mancebo J, Abroug F, Conti G, et al. Treatment of acute hypoxemic nonhypercapnic respiratory insufficiency with continuous positive airway pressure delivered by a face mask: A randomized controlled trial. JAMA. 2000;284(18):2352-60.

Fan E, Del Sorbo L, Goligher EC, Hodgson CL, Munshi L, Walkey AJ, et al.; American Thoracic Society, European Society of Intensive Care Medicine, and Society of Critical Care Medicine. An official American Thoracic Society/European Society of intensive care medicine/society of critical care medicine clinical practice guideline: Mechanical ventilation in adult patients with acute respiratory distress syndrome. Am J Respir Crit Care Med. 2017;195(9):1253-63.

Gainnier M, Roch A, Forel JM, Thirion X, Arnal JM, Donati S, Papazian L. Effect of neuromuscular blocking agents on gas exchange in patients presenting with acute respiratory distress syndrome. Crit Care Med. 2004;32(1):113-9.

Gattinoni L, Caironi P, Cressoni M, Chiumello D, Ranieri VM, Quintel M, et al. Lung recruitment in patients with the acute respiratory distress syndrome. N Engl J Med. 2006;354(17):1775-86.

Gattinoni L, Pesenti A. The concept of "baby lung". Intensive Care Med. 2005;31(6)776-84.

Gattinoni L, Tonetti T, Cressoni M, Cadringher P, Herrmann P, Moerer O, et al. Ventilator-related causes of lung injury: the mechanical power. Intensive Care Med. 2016;42(10):1567-75.

Grassi A, Foti G, Laffey JG, Bellani G. Noninvasive mechanical ventilation in early acute respiratory distress syndrome. Pol Arch Intern Med. 2017;127(9):614-620.

Lachmann B. Open up the lung and keep the lung open. Intensive Care Med. 1992;18(6):319-21.

Mercat A, Richard JC, Vielle B, Jaber S, Osman D, Diehl JL, et al.; Expiratory Pressure (Express) Study Group. Positive end-expiratory pressure setting in adults with acute lung injury and acute respiratory distress syndrome. JAMA. 2008;299(6):646-55.

Papazian L, Forel JM, Gacouin A, Penot-Ragon C, Perrin G, Loundou A, et al.; ACURASYS Study Investigators. Neuromuscular blockers in early acute respiratory distress syndrome. N Engl J Med. 2010;363(12):1107-16.

Patel BK, Wolfe KS, Pohlman AS, Hall JB, Kress JP. Effect of noninvasive ventilation delivered by helmet vs face mask on the rate of endotracheal intubation in patients with acute respiratory distress syndrome. JAMA. 2016;315(22):2435-41.

Sahetya SK, Goligher EC, Brower RG. Setting positive end-expiratory pressure in acute respiratory distress syndrome. Am J Respir Crit Care Med. 2017;195(11):1429-38.

Scholten EL, Beitler JR, Prisk GK, Malhotra A. Treatment of ARDS With Prone Positioning. Chest. 2017;151(1):215-24.

Sottile PD, Albers D, Moss MM. Neuromuscular blockade is associated with the attenuation of biomarkers of epithelial and endothelial injury in patients with moderate-to-severe acute respiratory distress syndrome. Crit Care. 2018;22(1):63.

Stewart TE, Meade MO, Cook DJ, Granton JT, Hodder RV, Lapinsky SE, et al. Evaluation of a ventilation strategy to prevent barotrauma in patients at high risk for acute respiratory distress syndrome. Pressure- and Volume-Limited Ventilation Strategy Group. N Engl J Med. 1998;338(6):355-61.

The ARDS Definition Task Force. Ranieri VM, Rubenfeld GD, Thompson BT, Ferguson ND, Caldwell E, Fan E, et al. Acute Respiratory Distress Syndrome: The Berlin Definition of ARDS, JAMA. 2012;307(23):2526-33.

Thille AW, Contou D, Fragnoli C, Córdoba-Izquierdo A, Boissier F, Brun-Buisson C. Non-invasive ventilation for acute hypoxemic respiratory failure: intubation rate and risk factors. Crit Care. 2013;17(6):R269.

Ware LB, Matthay MA. The acute respiratory distress syndrome. N Engl J Med. 2000;342(18):1334-49.

Writing Group for the Alveolar Recruitment for Acute Respiratory Distress Syndrome Trial (ART) Investigators, Cavalcanti AB, Suzumura ÉA, Laranjeira LN, Paisani DM, Damiani LP, Guimarães HP, et al. Effect of lung recruitment and titrated positive end-expiratory pressure (PEEP) vs low PEEP on mortality in patients with acute respiratory distress syndrome. JAMA. 2017;318(14):1335-45.

Ventilação proporcional assistida plus (PAV+)

Nancy Rebeca Uricoechea Cortes

INTRODUÇÃO

Passados mais de 25 anos desde que o doutor Magdy Younes a descreveu, em 1992, a ventilação proporcional assistida (PAV+ é apresentada como um modo de assistência por ventilação mecânica que promove a sincronia paciente-ventilador. Com a PAV+, a pressão do ventilador é proporcional (a proporcionalidade é preestabelecida) ao fluxo e ao volume instantâneos e, portanto, à pressão gerada pelos músculos inspiratórios.

Embora numerosos estudos tenham demostrado que a PAV+ melhora a sincronia paciente-ventilador, a necessidade de medições periódicas do sistema respiratório mecânico criou um grande obstáculo para o uso disseminado. Recentemente, foram descritos métodos de determinação não invasiva de resistência e elasticidade do sistema respiratório quando os pacientes são ventilados com a PAV+. Com base nesses métodos, a opção do *software* desenvolvido (PAV+) ajusta-se de forma contínua e automática ao fluxo e aos fatores de ganho de volume, de maneira que representam frações constantes dos valores medidos da resistência e da elasticidade do sistema respiratório. Essa característica não somente aumenta consideravelmente a eficiência da modalidade, mas simplifica consideravelmente a aplicação da PAV+ para pacientes gravemente doentes.

Neste capítulo, serão discutidos brevemente os princípios básicos do funcionamento da PAV+, o método de medições automáticas do mecânica do sistema respiratório, a mecânica e a evidência da eficácia do método da forma que vem sendo utilizado atualmente.

A PAV+ permite otimizar as interações paciente-ventilador, estabelecendo-se uma relação mais sincronizada e harmoniosa. O mecanismo de controle da ventilação do próprio paciente é preservado e otimizado e produz-se menor pressão na via aérea, assim como menor probabilidade de hiperdistensão.

Trata-se de um suporte ventilatório interativo que utiliza ganhos de fluxo e volume para administrar suporte ventilatório a partir das demandas do paciente. Quanto maior for o esforço do paciente, maior o suporte realizado pelo ventilador. O objetivo é garantir a sincronia entre o paciente e o ventilador durante níveis altos e moderados de suporte ventilatório. Os dados clínicos demonstram que esse tipo de ventilação facilita a sincronia entre o paciente e o ventilador, fato que repercute no conforto do paciente. Em um estudo recente a PAV+ foi utilizada com sucesso para diminuir o trabalho respiratório durante o suporte ventilatório parcial em pacientes com doença pulmonar obstrutiva crônica (DPOC).

PRINCÍPIOS OPERACIONAIS DA PAV+

A PAV+ é formatada para utilização em adultos que respiram espontaneamente e cujo ajuste de peso corporal ideal PCI seja de 25 kg ou mais. Os doentes devem estar entubados com tubos endotraqueais (ET) ou de traqueostomia (TQT) com o diâmetro interno (DI) entre 6 e 10 mm. Os pacientes devem apresentar conexões neuroventilatórias satisfatórias. Por enquanto, um fluxo inspiratório estável e sustentável não é quadro que leve à indicação da ventilação não invasiva.

O *software* PAV+ calcula aleatoriamente a resistência e a distensibilidade do paciente a cada 4 a 10 respirações por 5 ms, realizando a estimativa de fluxo pulmonar baseada na estimativa do fluxo em Y, e também calcula o volume pulmonar baseado no valor integral do fluxo estimado em Y. A respiração proporcional assistida passa a auxiliar na inspiração quando o fluxo (gerado pelos músculos inspiratórios do paciente) está em Y.

Se o paciente deixa de inspirar, a ajuda cessa. Uma vez iniciado o fluxo inspiratórios, o *software* PAV+ passa a monitorar o volume e o fluxo instantâneos a cada 5 ms e aplica a pressão calculada para ultrapassar uma proporção (determinada pelo ajuste do parâmetro de suporte) de perda de pressão dissipada pelas resistências das vias aéreas artificiais e do paciente e pela distensibilidade pulmão-tórax.

A manobra aleatória ao final da inspiração permite calcular a distensibilidade e a resistência do paciente. A primeira respiração é administrada utilizando-se a resistência prevista da via artificial e uma estimativa prudente da resistência e distensibilidade do paciente, com base no peso corporal ideal do paciente.

Cada uma das três respirações proporcionais assistidas subsequentes serve para obter a média gradualmente descendente dos valores estimados de resistência e distensibilidade da respiração anterior (desse modo, os cálculos anteriores têm menor relevância a cada respiração sucessiva), o que permite obter cálculos mais confiáveis de resistência e distensibilidade. A quinta respiração proporcional assistida (a primeira que não faz parte das respirações iniciais) é administrada com base nos cálculos finais, levando em consideração o ajuste de parâmetro suporte estabelecido pelo clínico (Figura 1).

A opção PAV+ mostra graficamente as estimativas de pressão pulmonar do paciente (PEEP intrínseca), distensibilidade e resistência, resistência total, esforço inspiratório total, esforço inspiratório, esforço elástico inspiratório (um indicador do esforço pulmão-tórax) e esforço da resistência na inspiração.

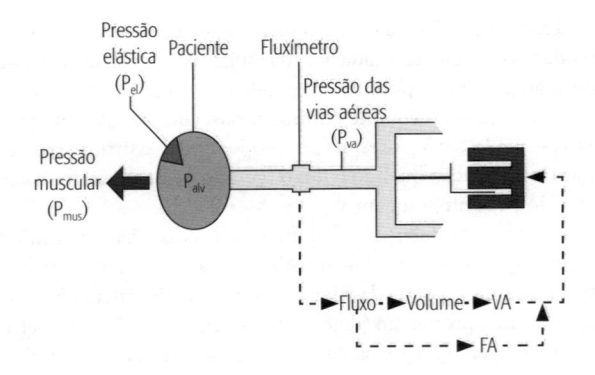

$$P_{va} = VA \times \text{Volume} + FA \times \text{Fluxo}$$

FIGURA 1   Ilustração da PAV+ gerando pressão proporcional ao fluxo instantâneo e ao volume e, portanto, ao esforço do paciente (Adaptado de Younes com permissão de uso)

VA: assistente de volume; FA: assistente de fluxo.

O parâmetro suporte oscila entre um valor mínimo de 5% (o ventilador realiza 5% do esforço inspiratório e o paciente realiza os 95% restantes) e um valor máximo de 95% (o ventilador realiza 95% do esforço e o paciente realiza os 5% restantes), podendo-se efetuar ajustes com aumentos de 5%.

ESTIMATIVAS E CÁLCULOS EM PAV+

Durante a PAV+, realizam-se manobras de respiração aleatoriamente a cada 4 a 10 respirações após a última manobra de respiração. Uma manobra de respiração é uma inspiração proporcional assistida normal com uma pausa ao final da inspiração. Como a atividade muscular atrasa cerca de 300 ms ao se produzir um estímulo nervoso, o centro do controle respiratório do paciente não detecta a pausa. As manobras de respiração são randomizadas, para que não sejam previsíveis (Figura 2).

O ventilador atua como um amplificador da inspiração e auxilia proporcionalmente na capacidade de gerar pressão dos músculos inspiratórios (P_{MUS}). Essa pressão gera um gradiente de pressão que leva o ar a passar através das vias aéreas para o pulmão-tórax elástico e pode ser descrito pela seguinte equação de movimento:

$$P_{MUS} = Vp \times R + VP \times \text{Epulmão-tórax (equação 1)}$$

Em que: Vp = fluxo que passa pelos elementos de resistência e chega aos pulmões; R = elementos de resistência (vias aéreas artificiais e do paciente); VP = volume de insuflação pulmonar; Epulmão-torax = elasticidade do pulmão e do tórax (1/Cpulmão-tórax).

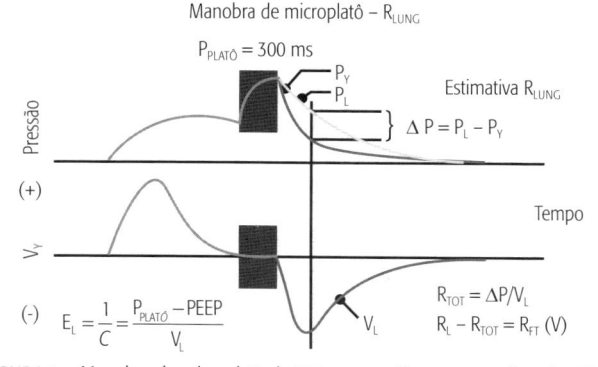

FIGURA 2   Manobra de microplatô de 300 ms com fluxo zero, realizando cálculo da elastância (E_L) e da resistência (R_L)[9]

Se as estimativas de resistência e elasticidade do paciente do *software* PAV+ (RPAV e EPAV) permanecem estáveis, esta equação pode ser reescrita da seguinte forma:

$$Pi_{MUS} = V. iP * Ri \text{ via respiratória} + V . iP * K1 + Vi P * K2$$
$$(\text{equação 2})$$

Em que: i representa o valor instantâneo da pressão, fluxo ou resistência da via respiratória (sendo Ri via respiratória uma função de fluxo); K1 e K2 são as respectivas constantes RPAV e EPAV. Se ainda houver superação dos valores de ViP, Ri da via aérea e ViP, a Pi_{mus} poderia ser estimada a cada intervalo instantâneo, isto se o paciente estiver utilizando o ventilador PB840. Em qualquer inspiração, os elementos individuais de pressão que formam P_{MUS} podem ser expressos como:

$$P_{MUS} = P_{\text{Fluxo da via aérea artificial}} + P_{\text{Fluxo paciente}} + P_{\text{Volume paciente}} \text{ (equação 3)}$$

$$PMUS = (FI \times RTE) + (FI \times RP) + (VT \times EP) \text{ (equação 4)}$$

GRÁFICOS MOSTRADOS EM PAV+

- Quando a opção PAV+ está ativada, o gráfico de esforço respiratório (WOB) é exibido automaticamente (Figura 3), mostrando cálculos de esforço respiratório relacionados com valores normais, inferiores ou superiores, que incluem:
- O esforço respiratório estimado do paciente (em J/L) durante a inspiração (WOB_{pt}).
- O esforço respiratório total estimado do paciente (em J/L) e o ventilador durante a inspiração (WOB_{TOT}).

- Um indicador que reflete a proporção de esforço inspiratório do paciente necessária para superar a elasticidade (E) e a resistência (R) do sistema.

LIMITAÇÕES DA PAV+

- Vazamentos consideráveis podem ter um efeito negativo no desempenho da PAV+ e na precisão dos cálculos de elasticidade (E) e resistência (R).
- No uso de circuitos respiratórios de silicone com PAV+, uma vez que a elasticidade destes no início da expiração podem causar oscilações de pressão-fluxo que levam à subestimação da resistência do paciente.

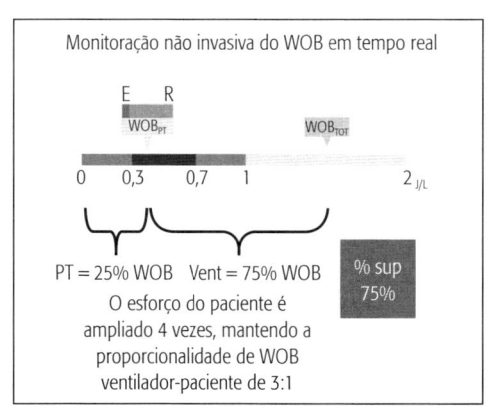

FIGURA 3   Gráfico de esforço respiratório (WOB) em PAV+. O WOB total (WOB_{TOT}) é o WOB do paciente (WOB_{PT}) + o WOB do ventilador.

- Para obter um desempenho ideal em PAV+, é importante selecionar um tipo de umidificação, tubo e diâmetro interno do tubo que correspondam aos usados no paciente.
- Este modo deve ser aplicado com moderação em pacientes com esforços respiratórios muito baixos, como aqueles com depressão central da ventilação e/ou apneia.
  - Outras limitações incluem sensibilidade a vazamentos, potencial de pressão excessiva e impacto da hiperinflação dinâmica.
  - Com a PAV+, o disparo para o fornecimento de pressão ocorre por fluxo instantâneo e volume. Na presença de vazamentos por fluxo (ou por volume) o paciente não possui esforço respiratório e, portanto, a pressão das vias aéreas não está relacionada com a P_{MUS}, sendo derivada do ventilador mecânico
  - Outra limitação da PAV é o potencial de pressão excessiva ou volume de entrega, o fenômeno *run away* (Figura 4). Ocorre quando a pressão fornecida pelo ventilador é maior que a soma da elasticidade e das pressões resistivas em algum momento durante a inflação. Como resultado, o ventilador continua fornecendo volume e, embora o paciente tenha terminado seu esforço inspiratório, o volume continuará a aumentar até que um limite de alarme (pressão ou volume) seja ativado ou a conformidade do sistema respiratório seja reduzida, porque o sistema se aproxima da capacidade pulmonar total (TLC) devido à hiperinflação.

PROCEDIMENTO PARA PACIENTES CANDIDATOS À PAV+

1. Certificar-se de que o peso corporal ideal correto (PCI), o tamanho do tubo endotraqueal e a pressão máxima nas vias aéreas (40 cmH$_2$O) foram inseridos corretamente.

2. As configurações iniciais de PEEP e da fração de oxigênio inspirado (FIO_2) devem estar de acordo com os critérios usuais. No entanto, como nos outros modos, o valor inicial da PEEP deve ser 5 cmH_2O. Além disso, administrar a hipoxemia posteriormente, como de costume, mediante o ajuste da PEEP e da FIO_2. Com a PAV+, a conformidade pode ser usada para titular a PEEP (Figura 6).

3. A resposta imediata após uma mudança de PAV+ varia consideravelmente, dependendo de o paciente ter terminado em excesso de assistência e se houve assincronia no modo anterior. A resposta pode variar de nenhuma mudança a respiração muito superfi-

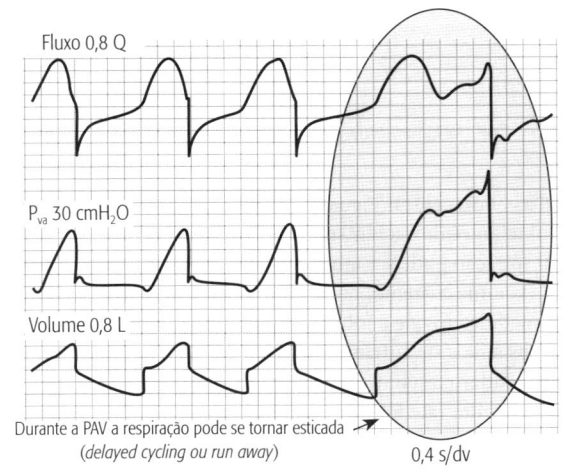

FIGURA 4   Respiração esticada (*delayed cycling* ou *run away*) em paciente ventilado com 90% de assistência. Nessa respiração, a inflação foi encerrada quando o volume inspirado atingiu 0,8 L e a pressão da via aérea (P_{va}) 35 cmH_2O. Por razões de segurança, a máxima P_{va} que o ventilador pode fornecer é 35 cmH_2O (modificado de Younes com permissão)

Sem hiperinsuflação dinâmica (PEEPi=0)   Com hiperinsuflação dinâmica (PEEPi>0)

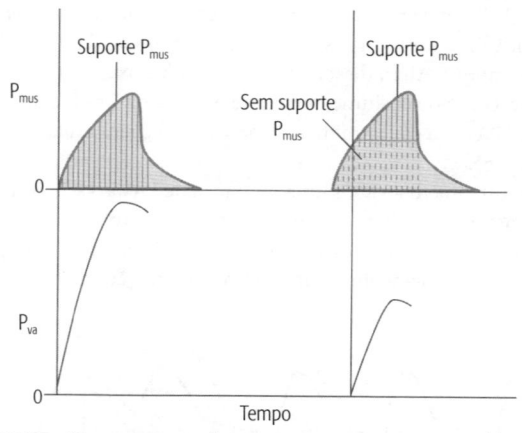

FIGURA 5   Comportamento da pressão de suporte com e sem hiperinsuflação dinâmica.

cial à apneia central. Aguardar alguns minutos para ver qual foi o padrão antes de decidir sobre os próximos passos.

4. A respiração pode ser muito variável em PAV+. Isso é normal. O VT (volume corrente) pode ser muito baixo (isto é, 3 a 4 mL/kg). Na medida em que a FR não aumenta ao mesmo tempo e não há outros sinais de sofrimento, o VT baixo não é uma indicação para mudar para outro nível ou outro modo.

5. Uma FR alta (até 50/min) não indica sofrimento. Outros sinais de sofrimento devem estar presentes (p. ex., mudança sustentada na frequência cardíaca ou da pressão arterial, utilização muscular, sudorese). Muitos pacientes têm taxas elevadas mesmo quando estão muito bem assistidos e isso é mascarado em outros modos (mas não durante PAV+) por assincronia (ou seja, pelos esforços ineficazes).

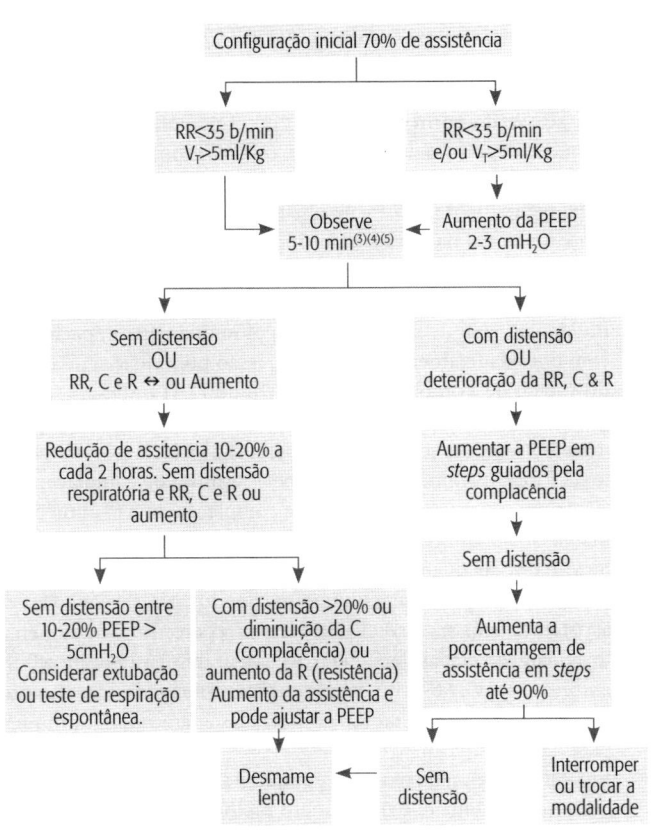

FIGURA 6. Algoritmo PAV+. Proposta de algoritmo para uso de PAV+ em pacientes em estado crítico (este algoritmo foi desenvolvido por Younes e Georgopoulos).

PEEP: Pressão da expiração final positiva, RR: frequência respiratória; VT: volume corrente; C: complacência respiratória; R: resistência do sistema.

6. A pressão arterial parcial de CO2 ($PaCO_2$) pode aumentar após a mudança para PAV+. Mais comumente, isso se deve ao excesso de ventilação antes da PAV+. Preocupar-se somente se o pH cair abaixo do normal (isto é, < 7,35). Acidemia sem sofrimento indica depressão do impulso do centro respiratório (até que a causa da depressão despareça, o paciente não é eletivo à PAV+).

7. Sofrimento diante de 70% de assistência é raro e geralmente deve-se ao atraso na ativação por hiperinflação dinâmica grave e fraqueza muscular (ou seja, pacientes com doença pulmonar obstrutiva). Alternativamente, pode decorrer de baixa conformidade no volume baixo de adesão pulmonar (isto é, pacientes com obesidade, doença abdominal, lesão pulmonar aguda/síndrome do desconforto respiratório agudo (ALI/SDRA) etc.) e geralmente esses pacientes apresentam hipoxemia. Qualquer uma dessas condições pode ser melhorada mediante o aumento da PEEP, que pode ser guiado pela resposta de complacência (C) (p. ex., aumentar a PEEP até a complacência não aumentar mais). No entanto, outros fatores devem ser considerados na determinação de quão alta a PEEP pode ser aumentada.

8. Pouquíssimos pacientes continuam com dificuldade em 70% de assistência após ajuste da PEEP. Nestes, o percentual de aumento ajudará em etapas de 5 a 90%. Aguardar de 15 a 20 respirações entre as etapas e observar as respirações prolongadas (atrasos no *cycling off*). Se as respirações prolongadas aparecerem, diminuir para o nível anterior.

9. Em geral, estes são pacientes em que o atraso no disparo é excessivo (ver item 7) e não podem melhorar pelo aumento da PEEP e do percentual da assistência. Esses pacientes não podem ser apoiados com PAV+ até que melhorem o método de ativação.

10. Em geral, esses pacientes não são eletivos ao desmame rápido. O percentual de assistência e/ou da PEEP deve ser diminuído len-

tamente (ao longo de várias horas ou dias, dependendo das características individuais de cada um).

APLICAÇÕES EM PAV+

- **Interação paciente-ventilador**: a interação paciente-ventilador é um tema complexo, em que a interação entre o esforço do paciente, o disparo, os níveis de assistência, o *cycling off* e a sedação desempenham papel importante.
- **Assincronia paciente-ventilador**: prolonga a duração da ventilação mecânica e isso pode estar relacionado com a prática de sedação. Por isso, é importante para aumentar a conscientização de como a ventilação mecânica é afetada pelo padrão e o esforço para respirar através do monitoramento *online*, o que permite entender melhor como otimizar a adaptação da assistência com respeito à sincronia, ao esforço e ao padrão de respiração, e observar o poder da ventilação mecânica na forma espontânea do paciente. Há ainda a necessidade de monitores e alarmes para detectar a assincronia paciente-ventilador na clínica. Finalmente, um estudo recente não deixa dúvida de que a PAV+ e a NAVA parecem superiores aos modos convencionais de ventilação mecânica em termos de entrega para auxiliar na sincronia com os esforços do paciente.

A perfeita sincronia entre o paciente e o ventilador ocorre quando o início da contração diafragmática e o disparo coincidem paciente-ventilador e quando o relaxamento diafragmático e o ciclo ventilatório coincidem. Deve-se também considerar o tempo de resposta do ventilador.

A assincronia geralmente deve-se ao atraso na resposta dos ventiladores, que pode estar em uma não-detecção do esforço ou em um disparo não efetivo. O ventilador cessa quando se inicia o relaxamento do diafragma. Portanto, o ciclo é atrasado e mantém o paciente sob hiperinflação dinâmica, com a consequente ineficiência posterior ao disparo ineficaz, ou seja, o ventilador não será acionado por não levar em conta o esforço do paciente.

Independentemente do disparo, a assincronia converte-se em um ciclo que favorece o atraso no disparo e esforços diafragmáticos não detectados e que causa lesões musculares como consequência.

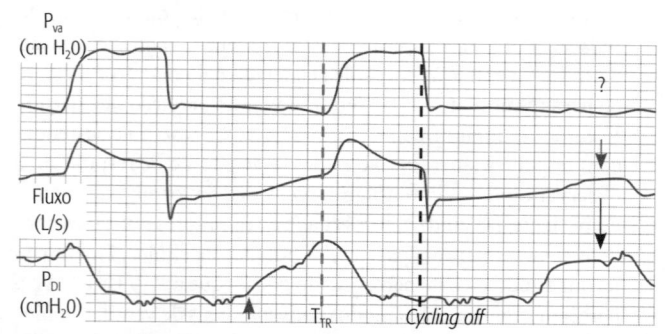

FIGURA 7 Assincronia paciente-ventilador grave. A pequena seta cinza à esquerda na caixa mostra o início da contração diafragmática, mas o ventilador inicia somente na linha pontilhada (T_{TR}), que praticamente coincide com a contração final do diafragma. Os ciclos do ventilador na linha pontilhada (*cycling off*) resultam na redução do tempo expiratório. Quando o diafragma realiza uma nova contração, o ventilador não dispara porque o paciente está em hiperinflação (a curva de fluxo ainda não retornou à linha de base), ou seja, houve estresse diafragmático ineficaz. Pode-se ver que o paciente e o ventilador estão em fases opostas: enquanto um está na fase inspiratória, o outro está na fase expiratória e vice-versa.

P_{va}: pressão da via aérea; P_{DI}: pressão diafragmática.

Adaptado de Brochard e al.

A assincronia entre paciente e ventilador é um problema comum na UTI. Um estudo recente detectou que 24% dos pacientes da UTI apresentavam assincronia ventilatória em mais de 10% das respirações. A assincronia pode ter efeitos negativos relacionados com a contração exercida pelo diafragma e criar problemas no desmame ventilatório. Há dados coletados por Thille et al. mostram assincronia que pode levar a outros 18 dias de ventilação.

Em outro grande estudo envolvendo uma revisão histórica de mais de 51 mil pacientes, o custo médio por dia de paciente-ventilador na UTI foi estimado em quase 4 mil doláres. Considerando esses dois estudos, estima-se que custos adicionais de até 72 mil dólares por paciente podem ser atribuídos à asincronia ventilatória.

A combinação de 18 a 69 horas de completa inatividade diafragmática e ventilação mecânica implica atrofia acentuada das miofibras diafragmáticas. Esses resultados são consistentes com o aumento de proteólise diafragmática durante a inatividade.

USO EM PACIENTES CRÍTICOS

PAV + em pacientes críticos

- 208 pacientes com doenças como:
    - DPA (Doença Pulmonar Avançada)/SDRA.
    - ICC (Insuficiência cardíaca congestiva)/choque cardiogênico.
    - Exacerbação da DPOC.
    - Sepses.
- Aleatorização em PAV+ e PS uma vez que a capacidade de respirar espontaneamente tenha sido alcançada.
- PAV+ com fatores de carga ajustáveis em pacientes gravemente enfermos.
- Uso de algoritmos predeterminados de manejo da sedação e da ventilação para evitar a averiguação distorcida (Figura 8).

Sincronia melhorada

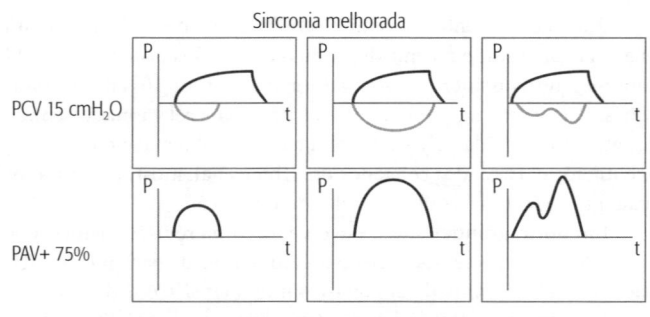

FIGURA 8   Gráfico de sincronia paciente ventilador em PAV+ e PCV.

CONCLUSÕES

- Conforto.
- Pressão máxima das vias aéreas < 30 cmH$_2$O.
- Menor necessidade de relaxantes e/ou sedação.
- Menor probabilidade de ventilação excessiva.
- Preservação e aprimoramento dos mecanismos de controles próprios do paciente, tais como controles de GSA metabólicas e reflexo Hering-Breuer.
- Melhora da eficiência da ventilação em pressão negativa.
- A PAV é o único modo de ventilação projetado em uma base fisiológica em que as soluções técnicas oferecidas pelos ventiladores não são as primeiras e permite que o paciente alcance a ventilação e o padrão respiratório que melhor se ajuste ao centro do controle ventilatório.
- Ajustes contínuos e automáticos são características que não apenas aumentam muito a eficiência dessa modalidade, mas simplificam bastante a aplicação.

- Compensação da carga respiratória durante a ventilação mecânica: para PAV+ com fator ajustável de carga *versus* pressão suporte, os resultados mostraram que com a aplicação de carga, o esforço inspiratório por respiração manteve-se consideravelmente menor pela adaptação contínua do grau de assistência ventilatória, o volume-minuto foi mantido em PS com volume menor e frequências mais altas.

- Um estudo mostra a configuração da PAV+ que, para alcançar o nível predefinido de esforço respiratório razoável, é viável, simples e frequentemente suficiente para ventilar pacientes com segurança até a retirada do ventilador e a consequente extubação. Mais estudos são necessários para investigar se tal abordagem poderia trazer benefícios além da prática atual.

- A PAV e a assistência ventilatória ajustada neuralmente (NAVA) podem ambos prevenir a distensão, melhorar o acoplamento neuromecânico, restaurar a variabilidade do padrão respiratório e diminuir o assincronismo paciente-ventilador de forma bastante semelhante a ventilação com suporte pressórico (PSV). Mais estudos são necessários para avaliar os potenciais benefícios clínicos da NAVA e PAV em resultados clínicos.

- A PAV é associada à menor dessincronização paciente-ventilador quando comparada ao PSV. Assim, a PAV é associada à redução dos dias de ventilação mecânica, tempo de internação na UTI e permanência hospitalar quando utilizada para manter o desmame em pacientes com DPOC.

BIBLIOGRAFIA

Ambrosino N, Rossi A. Proportional assist ventilation (PAV): a significant advance or a futile struggle between logic and practice? Thorax. 2002;57(3):272-6.

Appendini L, Purro A, Gudjonsdottir M, Baderna P, Patessio A, Zanaboni S, et al. Physiologic response of ventilator-dependent patients with chronic obstructive pulmonary disease to proportional assist ventilation and continuous positive airway pressure. Am J Respir Crit Care Med. 1999;159:(5 Pt 1)1510-7.

Bosma K, Ferreyra G, Ambrogio C, Pasero D, Mirabella L, Braghiroli A, et al. Patient-ventilator interaction and sleep in mechanically ventilated patients: pressure support versus proportional assist ventilation. Crit Care Med. 2007;35(4):1048-54.

Carteaux G, Mancebo J, Mercat A, Dellamonica J, Richard JC, Aguirre-Bermeo H, et al. Bedside adjustment of proportional assist ventilation to target a predefined range of respiratory effort. Crit Care Med. 2013;41(9):2125-32.

Couto LP, Barbas CSV. Proportional assist ventilation plus: an update. 2011;20(3):34-8.

Couto LP, Hovnanian, A, Vicente RN, Caruso P, Amato MBP, Carvalho CRR, Barbas CSV. Efficacy of PAV PLUS ventilation at different respiratory compliances in a lung model. Am J Respir Crit Care Med. 2008;177:A374.

Dasta JF, McLaughlin TP, Mody SH, Piech CT. Daily cost of an intensive care unit day: the contribution of mechanical ventilation. Crit Care Med. 2005;33(6):1266-71.

Elganady AA, Beshey BN, Abdelaziz AAH. Proportional assist ventilation versus pressure support ventilation in the weaning of patients with acute exacerbation of chronic obstructive pulmonary disease. Chest. 2014;63(3):643-50.

Esteban A, Anzueto A, Alía I, Gordo F, Apezteguía C, Pálizas F, et al. How is mechanical ventilation employed in the intensive care unit? An international utilization review. Am J Respir Crit Care Med. 2000;161(5):1450-8.

García AAH, Gálvez AT. Modos de Ventilación Mecánica. Rev Cub Med Int Emerg. 2002;91:82-94.

Georgopoulos D, Plataki M, Prinianakis G, Kondili E. Current status of proportional assist ventilation. Int J Intens Care. 2007;19-26.

Grasso S, Puntillo F, Mascia L, Ancona G, Fiore T, Bruno F, et al. Compensation for increase in respiratory workload during mechanical ventilation: Pressure support versus proportional-assist ventilation. Am J Respir Crit Care Med. 2000;161(3 Pt 1):819-26.

Kondili E, Georgopoulos D. New and future developments to improve patient-ventilator interaction. Respir Care Clin N Am. 2005;11(2):319-39.

Kondili E, Prinianakis G, Alexopoulou C, Vakouti E, Klimathianaki M, Georgopoulos D. Respiratory load compensation during mechanical ventilation--proportional assist ventilation with load-adjustable gain factors versus pressure support. Intensive Care Med. 2006;32(5):692-9.

Leung P, Jubran A, Tobin MJ. Comparison of assisted ventilator modes on triggering, patient effort and dyspnea. Am J Respir Crit Care Med. 1997;155(6):1940-8.

Levine S, Nguyen T, Taylor N, Friscia ME, Budak MT, Rothenberg P, et al. Rapid disuse atrophy of diaphragm fibers in mechanically ventilated humans. N Engl J Med. 2008;358(13):1327-35.

Medtronic. Manual Puritan Bennett 840: Adedum PAV+, 4-070762-00 Rev. A 1994. Available in: https://www.medtronic.com/covidien/en-us/products/mechanical-ventilation/puritan-bennett-840-ventilator.html.

Passam F, Hoing S, Prinianakis G, Siafakas N, Milic-Emili J, Georgopoulos D. Effect of different levels of pressure support and proportional assist ventilation on breathing pattern, work of breathing and gas exchange in mechanically ventilated hypercapnic COPD patients with acute respiratory failure. Respiration. 2003;70(4):355-61.

Ranieri VM, Grasso S, Mascia L, Martino S, Fiore T, Brienza A, Giuliani R. Effects of proportional assist ventilation on inspiratory muscle in patients with chronic obstructive pulmonary disease and acute respiratory failure. Anesthesiology. 1997;86(1):79-91.

Sinderby C, Beck J. Proportional assist ventilation and neurally adjusted ventilatory assist—better approaches to patient ventilator synchrony? Clin Chest Med. 2008;29(2):329-42.

Schmidt M, Kindler F, Cecchini J, Poitou T, Morawiec E, Persichini R, et al. Neurally adjusted ventilatory assist and proportional assist ventilation both improve patient-ventilator interaction. Crit Care. 2015;19:56.

Slutsky AS, Brochard L. Ventilación mecánica. 2007;84,163,448.

Thille AW, Rodriguez P, Cabello B Lellouche F, Brochard L. Patient-ventilator asynchrony during assisted mechanical ventiation. Intensive Care Med. 2006;32(10):1512-22.

Xirouchaki N, Kondili E, Vaporidi K, Xirouchakis G, Klimathianaki M, Gavriilidis G, et al. Proportional assist ventilation with load-adjustable gain factors in critically ill patients: comparison with pressure support. Intensive Care Med. 2008;34(11):2026-34.

Younes M. Proportional assist ventilation, a new approach to ventilatory support: theory. Am Rev Respir Dis. 1992;145(1)114-20.

Younes M. Proportional assist ventilation. In: Tobin MJ, editor. Principles and practice of mechanical ventilation. Vol. 1. New York: McGraw-Hill; 2006.

Younes M, Puddy A, Roberts D, Light RB, Quesada A, Taylor K, et al. Proportional assist ventilation: results of an initial clinical trial. Am Rev Respir Dis. 1992;145(1):121-9.

13 | Lesão pulmonar induzida pela ventilação mecânica

INTRODUÇÃO

Embora a Ventilação Mecânica (VM) possa ser utilizada para salvar vidas, quando empregada de maneira equivocada pode causar a piora do quadro respiratório do paciente crítico. A aplicação de volume e pressão indevidos de maneira repetitiva pode causar o estiramento dos tecidos pulmonares, levando a lesão pulmonar induzida pela ventilação mecânica (LPIV).

A LPIV pode levar a edema pulmonar, barotrauma, piora da hipoxemia, disfunção de múltiplos órgãos, ventilação prolongada e consequente aumento da mortalidade. Geralmente ocorre nos pacientes com SDRA, mas pode ocorrer também com pacientes recebendo VM por outro motivo.

DEFINIÇÕES

LPIV: em inglês *ventilator-induced lung injury* ou VILI é a lesão pulmonar aguda causada ou exacerbada pela VM indevida, que acomete as vias aéreas e o parênquima pulmonar. A LPIV ocorre comumente nos pacientes em VM em razão da síndrome do desconforto respiratório agudo (SDRA).

Na prática clínica, pode ser desafiador determinar se a causa da lesão pulmonar ou da piora da condição pulmonar foi pela VM. Quando essa relação não pode ser comprovada, a condição é chamada LPAV. Algumas vezes os termos são utilizados como sinônimos. Essa denominação foi citada para efeito didático apenas, pois a prevenção e o tratamento são semelhantes.

INCIDÊNCIA

É difícil distinguir a LPIV da SDRA, pois apresentam clínica similares; portanto, a diferenciação de ambas as incidências é complexa. Presume-se que a incidência de LPIV seja mais frequente nos pacientes com SDRA, pois apresentam o pulmão previamente acometido pela síndrome, predispondo à lesão por hiperdistensão e por atelectrauma (recrutamento e derrecrutamento cíclico dos alvéolos).

A incidência de LPIV nos pacientes sem SDRA é desconhecida. Em pacientes que foram intubados e ventilados por motivos diversos da SDRA, os fatores de risco que levam à lesão pulmonar estão descritos no Quadro 1.

MECANISMO DE LESÃO

Volutrauma

O volutrauma é causado pela hiperdistensão regional das unidades alveolares por aumento da pressão transpulmonar. A pressão transpulmonar é igual à pressão alveolar menos a pressão pleural ao final da inspiração. É a pressão que mantém o pulmão aberto ao final da inspiração.

Em um pulmão previamente lesado, a hiperdistensão ocorre quando o fluxo de ar segue pelo trajeto de menor resistência, isto é, em que o pulmão é mais complacente, o que hiperdistende a porção mais sadia do pulmão (o *baby lung* na SDRA).

QUADRO 1   Fatores de risco que levam à lesão pulmonar

- Síndrome do desconforto respiratório agudo (SDRA)
- Volume corrente alto (> 6 mL/kg de peso ideal)
- Transfusão de sangue e derivados
- Acidemia (pH < 7,35)
- Doença pulmonar restritiva

Na prática, considera-se a medida da pressão de platô ($P_{platô}$) como a transpulmonar. Isso ocorre porque é a $P_{platô}$ que mais se assemelha à pressão transpulmonar na monitoração simples, desde que a pressão pleural (que não é considerada) não seja demasiadamente negativa e as forças resistivas da caixa torácica não levem a uma pressão demasiadamente positiva.

A $P_{platô}$ deve ser mantida a mais baixa possível e menor ou igual a 30 cmH$_2$O para prevenir a hiperdistensão pulmonar.

A aplicação de grande volume e aumento da pressão transpulmonar (> 50 cmH$_2$O) pode levar à ruptura alveolar, causando complicações menos comuns, como pneumotórax, enfisema subcutâneo ou pneumomediastino. Essas complicações são mais frequentes quando o paciente gera um esforço inspiratório importante, que aliado ao VC reduzido preconizado na VM protetora, leva a sede de ar e alterações de pressões pulmonares, com maior possibilidade de esses eventos ocorrerem.

Atelectrauma

O atelectrauma é a lesão do parênquima pulmonar causada pelas forças de estiramento em razão da expansão alveolar (durante a inspiração) e o seu colapso (durante a expiração).

A região pulmonar mais suscetível é a do encontro entre o pulmão saudável (móvel) e o pulmão atelectasiado, que é inerte (mais "fixo") pelas forças de cisalhamento.

Esse estiramento repetitivo leva a lesão do epitélio pulmonar e ao consequente extravasamento de fluido proteico, favorecendo o desenvolvimento de membrana hialina e edema pulmonar. Na SDRA, o peso do pulmão edemaciado contribui para o colapso das porções dependentes do pulmão. Uma forma de evitar a abertura e o fechamento cíclico dos alvéolos é a aplicação de pressão positiva expiratória final (PEEP) o suficiente para mantê-los abertos.

Na presença de colapso alveolar, a aplicação de PEEP mais elevada deve ocorrer após uma manobra de recrutamento alveolar. Essas manobras não devem ser realizadas de maneira independente. O recrutamento alveolar será inútil se ao final não for mantido o pulmão aberto por meio da PEEP. E o aumento da PEEP é ineficaz se for realizado sem o recrutamento alveolar. O lema é: "Abrir o pulmão e mantê-lo aberto".

Biotrauma

A hiperdistensão e o atelectrauma levam à liberação de mediadores inflamatórios. Os mediadores inflamatórios locais podem provocar o aumento da lesão pulmonar: citocinas, neutrófilos, macrófagos, fator de necrose tumoral (TNF-alpha), interleucinas (IL-6, IL-8), metaloproteinase-9 e fator nuclear do fator de transcrição NF-kB .

A lesão alveolar causa também o aumento da permeabilidade alveolar, edema intersticial e alveolar, hemorragia alveolar, membrana hialina, perda funcional do surfactante e colapso alveolar.

O aumento da permeabilidade alveolar pode facilitar a translocação de bactérias, lipopolissacarídeos e/ou mediadores inflamatórios do alvéolo para a corrente sanguínea, que pode desencadear uma resposta inflamatória sistêmica, falência de múltiplos órgãos, piora da SDRA e óbito.

DIAGNÓSTICO

O diagnóstico de LPIV está relacionado com a identificação da apresentação clínica descrita no Quadro 2.

No entanto, deve-se excluir principalmente:

- Piora da doença pulmonar prévia (p. ex., SDRA).
- Nova infecção pulmonar (como PAVM).
- Edema pulmonar.

Outras doenças relacionadas com o paciente crítico que devem ser consideradas no diagnóstico de LPIV são apresentadas no Quadro 3.

QUADRO 2   Apresentação clínica

- Piora da hipoxemia com necessidade de aumentar a FiO_2 para manter a mesma PaO_2 ou $SatO_2$.
- Taquipneia
- Taquicardia
- Nova imagem radiológica: aumento do infiltrado interticial bilateral, aparecimento ou piora de alguma consolidação alveolar
- Tomografia de tórax com consolidação heterogênea e atelectasia, com regiões de hiperinsuflação
- Aparecimento de falência de órgãos

QUADRO 3   Outras doenças a serem consideradas no diagnóstico de lesão pulmonar induzida pela ventilação mecânica (LPIV)

Aspiração	Tuberculose miliar
Deslocamento do tubo endotraqueal	Sepse
Obstrução do tubo endotraqueal	Trauma grave
Contusão pulmonar	Grande queimado
Colapso lobar	Reação a transfusões
Derrame pleural	Reação a drogas
Barotrauma	Tromboembolismo venoso profundo
BOOP	Distensão abdominal

Para a diferenciação diagnóstica é sugerido também que o paciente seja reexaminado quanto a:

- Novo broncoespasmo.
- Estertores à ausculta sugerindo edema pulmonar.
- Redução do ar inspirado ou diferença entre volume corrente inspirado e expirado, sugerindo pneumotórax.
- Aumento abdominal, como ascite ou hipertensão intra-abdominal.
- Reações a drogas.
- Transfusão sanguínea.

EXAMES

Exames a serem solicitados:

- Exames laboratoriais de rotina: enzimas cardíacas, coagulação, lipase.
- Gasometria arterial.
- Radiografia do tórax.
- Eletromiografia.

Após esses primeiros exames, devem ser solicitados outros pertinentes à suspeita de outra doença, tais como: tomografia do tórax, cultura de secreção, hemocultura, ecocardiografia, Doppler de membros inferiores, broncoscopia.

PREVENÇÃO E CONDUTA

A LPIV é uma doença iatrogênica e, por isso, a prevenção é fundamental. O objetivo inicial do tratamento, assim como na SDRA, não é a normalização da troca gasosa, e sim a minimização da lesão pulmonar provocada pela ventilação. Assim, valores não ótimos de troca gasosa e acidose ventilatória (pH > 7,2) podem ser aceitos.

ESTRATÉGIA DA VENTILAÇÃO MECÂNICA

- VC baixo: < 6 mL/kg de peso predito. Há um estudo que sugere 4 mL/kg de peso predito.
- $P_{platô} \leq$ a 30 cmH$_2$O.
- Existem algumas fórmulas utilizadas para o cálculo do peso ideal predito. Será transcrita na página seguinte a mais utilizada para a titulação do VC (Quadro 4).

Manejo da PEEP

O atelectrauma pode ser prevenido pela utilização da PEEP adequada ("Abrir e manter aberto").

A utilização da PEEP alta (> 10 cmH$_2$O) é recomendada nos pacientes com SDRA, porém é controversa para outros pacientes. Por um lado, pode manter o alvéolo aberto, evitando o atelectrauma, por outro pode levar à hiperdistensão alveolar, hipotensão sistêmica e a diminuição do retorno venoso cardíaco.

O valor da PEEP deve ser titulado de acordo com a mecânica respiratória, e o quão recrutável o pulmão pode ser.

Uma vez que a LPIV está instalada, a ventilação protetora mantém-se válida para minimizar a lesão já instalada (Tabela 1).

Parâmetros ventilatórios a serem monitorizados:

- VC < 6 mL/kg.
- Presença de autoPEEP.
- P_{pico}
- $P_{platô}$ < 30 cmH$_2$O.
- Funcionamento adequado do ventilador, principalmente válvulas, sistema de umidificação e/ou filtros.

QUADRO 4   Cálculo do peso ideal predito

Homens: 50 + 0,905 × (altura em cm – 152,4)
Mulheres: 45,5 + 0,905 × (altura em cm – 152,4)

Adaptado de Standardizing Predicted Body Weight Equations for Mechanical Ventilation Tidal Volume Settings. *Chest*. 2015 Jul;148(1):73-78. doi: 10.1378/chest.14-2843.

TABELA 1   Ajustes ventilatórios iniciais: manutenção da ventilação mecânica

VC < 6 mL/kg peso ideal predito
$P_{platô}$ ≤ 30 cmH$_2$O
FR ≤ 35 rpm, adaptando ao volume-minuto
$P_{platô}$ ≤ 30 cmH$_2$O (checar a cada 4 horas ou frente a alteração na VM)
Se $P_{platô}$ > 30 cmH$_2$O, diminuir o VC de 1 em 1 mL/kg até 5 a 4 mL/kg
Se $P_{platô}$ < 25 cmH$_2$O e VC < 6 mL/kg, aumentar VC de 1 em 1 mL/kg até $P_{platô}$ > 25 cmH$_2$O ou VC = 6 mL/kg (valores aceitos atualmente, mas novos estudos têm mostrado o benefício de valores de VC mais baixos)
Se houver autoPEEP ou dispneia, aumentar VC = 7 a 8 mL/kg desde que $P_{platô}$ ≤ 30 cmH$_2$O

Adaptado de: Ventilation with lower tidal volumes as compared with traditional tidal volumes for acute lung injury and the acute respiratory distress syndrome. The Acute Respiratory Distress Syndrome Network. *N Engl J Med* 2000; 342:1301.

Recrutamento alveolar

Visa a recrutar porções não aeradas do pulmão, podendo aumentar a oxigenação. Quando utilizado, a estratégia deve estar sempre aliada à manutenção da parte aerada do pulmão por meio da PEEP. Pode causar pneumotórax, diminuição do retorno venoso e instabilidade hemodinâmica. Sendo assim, a hemodinâmica deve ser monitorada de perto e continuamente durante toda a manobra. Ainda não há evidência da eficácia quando realizada com PEEP = 40 cmH$_2$O por 40 segundos, embora bastante utilizada em pacientes com SDRA.

Balão esofágico

Outra maneira de estimar a pressão transpulmonar é utilizando um balão esofágico, em que a pressão medida no esôfago é traduzida como pressão pleural e a de vias aéreas é traduzida como alveolar (pressão transpulmonar = pressão alveolar – pressão pleural ao final da inspiração).

Diz-se ser uma medida mais acurada do que a $P_{platô}$ para estimar a pressão transpulmonar, porém é uma forma invasiva de monitoração e exige um aparelho específico para a utilização, portanto é menos utilizada.

Há evidências de que a utilização melhore a oxigenação e a complacência pulmonar na SDRA.

Protocolos de sedação

Embora o protocolo de sedação vise à menor dose de sedativo possível para que o paciente fique "calmo e colaborativo", quando se ventila o paciente com baixo volume corrente, ele pode ficar desconfortável e assincrônico com o ventilador mecânico. Nessa situação, uma sedação mais profunda deve ser indicada. Esse cuidado é válido também nas situações de alto PEEP, em que qualquer agitação pode causar um aumento brusco da P_{pico} ou $P_{platô}$, tornando o paciente mais suscetível ao pneumotórax. Assim, na fase aguda, devem ser consideradas sedação mais profunda e aplicação de bloqueadores neuromusculares quando necessários.

Posição prona

A posição prona tem se mostrado efetiva na SDRA grave, melhorando a oxigenação e diminuindo a mortalidade. O princípio envolvido é a melhora da aeração das regiões posteriores do pulmão, melhora da perfusão, diminuição da atelectasia e da pressão que o coração exerce sobre o pulmão. A dificuldade de execução da estratégia a torna pouco utilizada (Quadro 5).

Membrana de oxigenação extracorpórea

É utilizada para auxiliar na troca gasosa, não para substituir a VM. Não há evidência da eficácia do uso da membrana de oxigenação extracorpórea (ECMO) ou remoção extracorpórea de gás carbô-

QUADRO 5	Estratégia para posicionamento do paciente na posição prona
A equipe deve ser bem treinada para o procedimento
Deve ser realizado por no mínimo três profissionais
Um profissional, geralmente o fisioterapeuta, deve assegurar a prótese endotraqueal e verificá-la antes e após o procedimento quanto ao posicionamento, obstruções e secreção pulmonar
O posicionamento adequado do paciente deve ser mantido com coxins e travesseiros
Realizar a alternância de pontos de pressão, minimizando a ocorrência de lesão por pressão
Ao término, todos os dispositivos e equipamentos conectados ao paciente devem ser verificados e reverificados
O posicionamento deve ser mantido por 12 horas se houver melhora da troca gasosa nas primeiras horas

nico ($ECCO_{2R}$) como medida inicial de prevenção da LPIV. Com utilização cada vez mais frequente, alguns serviços têm desenvolvido protocolos de ECMO para SDRA, com resultados promissores. A utilização da ECMO na VILI possibilita uma VM menos danosa, minimizando-a. Os parâmetros ventilatórios recomendados durante a ECMO estão ilustrados nos Quadros 6 e 7.

Outros grupos sugerem o uso de PEEP de 10 a 20 cmH$_2$O para manter os alvéolos recrutados.

Ventilação de alta frequência

Ventilação com pequenos volumes chegando a uma frequência respiratória de 15 vezes por segundo. Utilizado como ventilação protetora, em razão dos baixos volumes aplicados, apresentou bons resultados inicialmente, mas não mostrou benefício para os pacientes com SDRA *a posteriori*. Hoje é considerado terapia de salvamento para pacientes com SDRA. A ventilação de alta frequência deve ser evitada como conduta inicial na maioria dos pacientes com SDRA.

QUADRO 6   Ventilação mecânica durante a ECMO de fluxo baixo para extração de CO_2

VC = 3 mL/kg de peso ideal
$P_{platô}$ < 25 cmH$_2$O

QUADRO 7   Ventilação mecânica durante o suporte total extracorpóreo recomendada pela Extracorporeal Life Support Organization

FR = 4 a 5 rpm
PEEP moderada = 10 cmH$_2$O
Pressão acima da PEEP = 10 cmH$_2$O

CONCLUSÃO

A melhor estratégia para a LPIV é a prevenção. Portanto, a ventilação protetora deve ser aplicada para todos os pacientes em VM, desde os portadores de doenças pulmonares até os pacientes em pós-operatório simples, respeitando suas particularidades.

BIBLIOGRAFIA

Acute Respiratory Distress Syndrome Network, Brower RG, Matthay MA, Morris A, Schoenfeld D, Thompson BT, Wheeler A. Ventilation with lower tidal volumes as compared with traditional tidal volumes for acute lung injury and the acute respiratory distress syndrome. N Engl J Med. 2000;342(18):1301-8.

Algera AG, Pisani L, Chaves RCF, Amorim TC, Cherpanath T, Determann R, et al.; PROVE Network Investigators. Effects of peep on lung injury, pulmonary function, systemic circulation and mortality in animals with uninjured lungs--a systematic review. Ann Transl Med. 2018;6(2):25.

Cabrera-Benítez NE, Parotto M, Post M, Han B, Spieth PM, Cheng WE, et al. Mechanical stress induces lung fibrosis by epithelial-mesenchymal transition. Crit Care Med. 2012;40(2):510-7.

Caironi P, Cressoni M, Chiumello D, Ranieri M, Quintel M, Russo SG, et al. Lung opening and closing during ventilation of acute respiratory distress syndrome. Am J Respir Crit Care Med. 2010;181(6):578-86.

Curley GF, Laffey JG, Zhang H, Slutsky AS. Biotrauma and ventilator-induced lung injury clinical implications. Chest. 2016;150(5):1109-17.

Gajic O, Dara SI, Mendez JL, Adesanya AO, Festic E, Caples SM, et al. Ventilator--associated lung injury in patients without acute lung injury at the onset of mechanical ventilation. Crit Care Med. 2004;32(9):1817-24.

Gajic O, Dabbagh O, Park PK, Adesanya A, Chang SY, Hou P, et al. Early identification of patients at risk of acute lung injury: Evaluation of lung injury prediction score in a multicenter cohort study. Am J Respir Crit Care Med. 2011;183(4):462-70. Slutsky AS, Ranieri VM. Ventilator-induced lung injury. N Engl J Med. 2013;369(22):2126-36.

Gattinoni L, Protti A, Caironi P, Carlesso E. Ventilator-induced lung injury: the anatomical and physiological framework. Crit Care Med. 2010;38(10 Suppl):S539-48.

Hughes KT, Beasley MB. Pulmonary manifestations of acute lung injury: more than just diffuse alveolar damage. Arch Pathol Lab Med. 2017;141(7):916-22.

Linares-Perdomo O, East TD, Brower R, Morris AH. Standardizing predicted body weight equations for mechanical ventilation tidal volume settings. Chest. 2015;148(1):73-8.

Moreira FT, Campos NS, Neto AS. With or without ARDS: evidence regarding PEEP levels. J Intensive Crit Care. 2017;3:2.

Plötz FB, Slutsky AS, van Vught AJ, Heijnen CJ. Ventilator-induced lung injury and multiple system organ failure: a critical review of facts and hypotheses. Intensive Care Med. 2004;30(10):1865-72.

Ranieri VM, Suter PM, Tortorella C, De Tullio R, Dayer JM, Brienza A, et al. Effect of mechanical ventilation on inflammatory mediators in patients with acute respiratory distress syndrome: a randomized controlled trial. JAMA. 1999;282(1):54-61.

Santa CR, Rojas JI, Nervi R, Heredia R, Ciapponi A. High versus low positive end-expiratory pressure (PEEP) levels for mechanically ventilated adult patients with acute lung injury and acute respiratory distress syndrome. Cochrane Database Syst Rev. 2013:CD009098.

Serpa NA, Rabello FR, Cherpanath T, Determann R, Dongelmans DA, Paulus F, et al. Associations between positive end-expiratory pressure and outcome of patients without ARDS at onset of ventilation: A systematic review and meta--analysis of randomized controlled trials. Ann Intensive Care. 2016;6(1):109.

Serpa Neto A, Hemmes SN, Barbas CS, Beiderlinden M, Biehl M, Binnekade JM, et al.; PROVE Network Investigators. Protective versus Conventional Ventilation for Surgery. A Systematic Review and Individual Patient Data Meta-analysis. Anesthesiology. 2015;12391):66-78.

Schultz MJ, Neto AS, Pelosi P, de Abreu MG. Should the lungs be rested or open during anaesthesia to prevent postoperative complications? Lancet. 2018;6(3):163-5.

Schmidt M, Pellegrino V, Combes A, Scheinkestel C, Cooper DJ, Hodgson C. Mechanical ventilation during extracorporeal membrane oxygenation. Crit Care. 2014;18(1):203.

Stüber F, Wrigge H, Schroeder S, Wetegrove S, Zinserling J, Hoeft A, Putensen C. Kinetic and reversibility of mechanical ventilation-associated pulmonary and systemic inflammatory response in patients with acute lung injury. Intensive Care Med. 2002;28(7):834-41.

Tremblay LN, Slutsky AS. Ventilator-induced lung injury: from the bench to the bedside. Intensive Care Med. 2006;32(1):24-33.

Wang WF, Liu S, Xu B. A study of the protective effect and mechanism of ketamine on acute lung injury induced by mechanical ventilation. Eur Rev Med Pharmacol Sci. 2017;21(6):1362-7.

Rodrigo Marques Tonella
Lígia dos Santos Roceto Ratti
Luciana Castilho de Figueirêdo

INTRODUÇÃO

A implementação de estratégias de suporte a pacientes críticos de UTI envolve uma combinação de diversos fatores que podem trazer prejuízos para a sua evolução clínica e principalmente para a musculatura respiratória dos pacientes submetidos à ventilação mecânica invasiva (VI). A fraqueza muscular adquirida pelos pacientes críticos pode ser resultado de neuropatias e miopatias desenvolvidas, associadas ou não à sepse, anormalidades metabólicas, diminuição da oferta de oxigênio, controle inadequado da hiperglicemia e da utilização de medicações, como bloqueadores neuromusculares.

A mudança no tipo de fibra do músculo diafragma acontece de forma adaptativa à demanda imposta, podendo alterar as proporções entre as fibras lentas e rápidas de acordo com a necessidade metabólica do indivíduo. Pacientes gravemente enfermos apresentam tendência a perdas, tanto de espessura quando de contratilidade do músculo diafragma em função do tempo de VI, sepse, desnutrição, idade avançada e uso de bloqueadores neuromusculares (Tabela 1).

A manutenção do paciente sob VI gera maior mortalidade em função das complicações resultantes do tempo maior de internação, como sepse e polineuropatia, que em última análise potencializam os fatores que geram fraqueza muscular e dificuldade no desmame.

A fraqueza adquirida em UTI é importante para a compreensão da falha do desmame ventilatório e para a orientação da reabilitação, pois se trata de um evento multifatorial. Aspectos nutricionais devem ser levados em consideração desde o controle glicêmico rígido até o aporte adequado de proteína, sem contudo aumentar demasiadamente o aporte calórico.

Em 2010, Oliveira et al. descreveram em análise prospectiva, pacientes submetidos à traqueostomia apresentaram maior mortalidade e tempo de permanência prolongado em UTI. Faez et al., 2016, sugerem que a traqueostomia precoce, ou seja, menos de 48 horas após a intubação, deve ser realizada se a estabilização clínica e neurológica for alcançada em pacientes com traumatismo cranioencefálico grave (TCE). Esses achados corroboram com a população-alvo de treinamento respiratório em trabalho de Tonella et al., 2017, em que pacientes traqueostomizados se beneficiaram do treinamento muscular inspiratório, justamente por apresentarem diminuição da *endurance* muscular e estarem dependentes do ventilador mecânico.

TEMPO DE VENTILAÇÃO MECÂNICA

Os modos controlados de ventilação podem levar à disfunção diafragmática induzida pela ventilação (DDVM), o que acarreta decréscimos nos potenciais de ação muscular e na capacidade contrátil das fibras, originando fraqueza muscular por desuso, que já é percebida 6 horas após o início da VI, com piora progressiva em período superior a 6 dias. Isso acontece por diminuição da síntese proteica renovadora associada a maior degradação da proteína já presente no músculo, pelo remodelamento das fibras musculares e pelo estresse oxidativo que é favorecido pelo estado hipermetabólico dos pacientes. Grosu et al., 2012, mostraram que a atrofia mus-

TABELA 1   Relação entre fatores associados à fraqueza muscular respiratória de pacientes críticos sob ventilação mecânica invasiva

Fatores de risco	Alterações e consequências
Imobilismo	Catabolismo muscular, fraqueza
Sepse	Alteração neuromuscular, exposição a germes multirresistentes
Bloqueador neuromuscular	Polineuropatia
Controle inadequado da glicemia	Desnutrição e perda da massa muscular
Ausência de protocolos de sedação com despertar diário e TRE	Tempo prolongado de VMI
Ausência de protocolos específicos de desmame do ventilador	Tempo prolongado de VMI, dependência da VMI, diminuição da capacidade funcional, aumento de custos

VI: ventilação mecânica invasiva; TRE: teste de respiração espontânea

cular tem início após 48 horas de uso de VI e evolui progressivamente a cada 24 horas, com perda de 6% em média da espessura do diafragma. Berg et al., em 2017, estudaram as fibras diafragmáticas em pacientes críticos e observaram que a principal causa da disfunção diafragmática foi a perda de massa muscular, principalmente no diâmetro da fibra, não necessariamente ligada ao estresse oxidativo ou disfunção mitocondrial, visto que a atividade da succinato desidrogenase estava preservada no interior da célula mitocondrial.

Diante disso, a atenção da equipe multidisciplinar deve estar voltada para o aumento do tempo de VI e a consequente atrofia por desuso, com o intuito de minimizar esses efeitos aplicando protocolos de sedação, mobilização precoce e controle de infecções associadas. Conjuntamente a essas estratégias, um planejamento para treinamento muscular inspiratório direcionado pode contribuir com a diminuição do tempo da VI.

DESMAME VENTILATÓRIO

O desmame ventilatório deve ser iniciado assim que o paciente possuir condições clínicas favoráveis associadas a doses baixas de vasopressores e à resolução da doença de base. A interrupção da sedação abre caminho para a realização do teste de respiração espontânea (TRE), que deve ser realizado no modo ventilação por pressão de suporte (PSV), com valores de 7 cmH$_2$O e PEEP de 5 cmH$_2$O de acordo com as Diretrizes Brasileiras de Ventilação Mecânica de 2013.

A definição de desmame, segundo as Diretrizes Brasileiras de Ventilação Mecânica de 2013, é dividida em três estágios que auxiliam na identificação e na condução do caso (Tabela 2). O termo VM prolongada considera a necessidade de VI por tempo superior a 21 dias consecutivos, por mais de 6 horas por dia.

MÉTODOS DE MONITORAÇÃO DE PACIENTES ELEGÍVEIS PARA O TREINAMENTO MUSCULAR RESPIRATÓRIO

A utilização de métodos para avaliação da função do músculo diafragma é fundamental para o planejamento da estratégia de treinamento muscular respiratório específica para cada disfunção, principalmente em VM prolongada e desmame difícil.

TABELA 2   Definição de desmame, segundo as Diretrizes Brasileiras de Ventilação Mecânica de 2013

Simples	Quando há sucesso no primeiro TRE
Difícil	Quando há falha no primeiro TRE e há necessidade de até três TREs ou até 7 dias após o primeiro TRE
Prolongado	Quando ocorre falha em mais de três TREs consecutivos ou há necessidade > 7 dias de desmame após o primeiro TRE

Alerta para pacientes com aumento progressivo do tempo de VI

A medida da pressão inspiratória máxima ($PI_{máx}$), embora controversa quanto à capacidade diagnóstica precisa da força máxima da musculatura respiratória, deve ser aferida em pacientes ventilados mecanicamente com auxílio de válvula unidirecional. Estudos recentes observaram valores maiores de $PI_{máx}$ entre 40 e 60 segundos de oclusão, o que determinou maior acurácia da técnica.

A eletromiografia de superfície do músculo diafragma (EMS) é um método diagnóstico não invasivo em que sinais dos picos gráficos da atividade muscular voluntária são captados através de eletrodos conectados na superfície da pele, posicionados a 5 cm do processo xifoide e outros dois eletrodos na região da margem costal bilateral. Foi determinada uma distância aproximada de 16 cm entre os eletrodos paraxifoides e os da margem costal bilateral.

A ultrassonografia diafragmática beira-leito permite a visualização direta do músculo quanto a espessura, contratilidade e excursão durante o ciclo ventilatório. A espessura pode ser avaliada durante uma respiração espontânea, o máximo esforço inspiratório ou uma VM normal. A capacidade de contração pode ser avaliada a partir da diminuição da máxima excursão durante o ciclo ventilatório.

A utilização do TRE como teste da capacidade do paciente permanecer em parâmetros mínimos de VI, ou até mesmo conseguir permanecer sem a pressão positiva em tubo-T é útil para determinar se haverá tolerância para descontinuidade da VI. Os sinais de intolerância propostos pelas Diretrizes Brasileiras de Ventilação Mecânica, em 2013, consideram critérios clínicos, respiratórios e hemodinâmicos (Tabela 3), além de sinais clássicos de intolerância ao teste como sudorese fria, padrão respiratório paradoxal, tiragem da musculatura intercostal e relato de dispneia. Esse passo é fundamental para indicar, caso haja falha no TRE, a necessidade de treinamento da musculatura respiratória associado a outros procedimentos de avaliação da musculatura respiratória citados anteriormente.

TABELA 3 Critérios clínicos, respiratórios e hemodinâmicos de avaliação da intolerância ao teste de respiração espontânea (TRE)

Parâmetros	Valores
Frequência respiratória	> 35 rpm
Saturação arterial de O_2 com $O_2 \leq 5$ L/mim	< 90%
Frequência cardíaca	> 140 bpm
Pressão arterial sistólica	> 180 ou < 90 mmHg
Sinais e sintomas	Agitação, sudorese, alteração do nível de consciência e assincronia toracoabdominal

TREINO MUSCULAR INSPIRATÓRIO

Nos últimos 7 anos, foram publicadas revisões que abordaram especificamente os estudos sobre treino muscular inspiratório (TMI) em pacientes críticos, intubados e traqueostomizados com variados métodos de intervenção. Esses trabalhos se basearam na hipótese de que é possível diminuir o tempo de desmame, aumentar a força e a resistência muscular inspiratória e reduzir a necessidade de VNI pós--extubação. Outro importante objetivo dessas publicações foi avaliar a aplicabilidade e as repercussões do treinamento nas variáveis respiratórias e hemodinâmicas do paciente crítico. A Figura 1 ilustra os diversos trabalhos randomizados e revisões sistemáticas realizadas desde o ano de 2002.

Ao se implementar um treinamento muscular respiratório é importante se basear nos dois princípios de treinamento já estabelecidos para os músculos esqueléticos em geral:

- **Carga:** para se obter respostas frente ao treinamento deve-se estabelecer uma carga e, além disso, duração, intensidade e frequência na qual será aplicada.

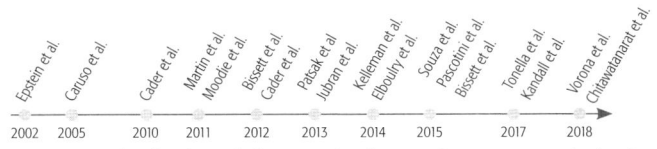

FIGURA 1 *Timeline* dos trabalhos que abordam o treinamento muscular inspiratório (TMI)

- **Especificidade:** avaliar o treinamento quanto ao tipo de estímulo solicitado – força (maior intensidade e menor frequência), resistência (menor intensidade e maior frequência).

MÉTODOS DE TREINAMENTO

O treinamento muscular inspiratório apresentou mudanças substanciais desde a utilização de protocolos até a mudança de dispositivos disponíveis para o treino. A ideia de treinar musculatura inspiratória não é recente e a utilização de dispositivos conectados à prótese ventilatória, como o tubo orotraqueal, e à traqueostomia ficou por longos períodos restrita a equipamentos portáteis, simples, com características distintas, principalmente relacionadas com o tipo de carga imposta. Os primeiros dispositivos utilizados para treinamento utilizavam orifícios de diversos tamanhos, que promoviam diferentes cargas de treino, caracterizados como dispositivos de fluxo aéreo alinear. A utilização dessa estratégia dependia muito da colaboração do paciente e, caso não houvesse esforço inspiratório vigoroso, o treino não acontecia de forma efetiva.

Ao longo do tempo, foram testadas diferentes formas de treinamento. Uma das formas foi a utilização da sensibilidade do ventilador mecânico, com base na pressão inspiratória máxima (PI_{max}) aferida pelo manovacuômetro. A sensibilidade do ventilador era ajustada de acordo com o valor obtido da $PI_{máx}$, com o objetivo de oferecer resistência ao disparo no esforço inspiratório do paciente. Essa técnica não obteve resultados tão favoráveis, pois a resistência promovida pelo disparo do ventilador apenas se dava no momento inicial da inspiração e não durante toda a inspiração. O treino com a sensibilidade não resultava em ganhos expressivos de força muscular, apesar de oferecer vantagens em relação à segurança do paciente em VMI, visto que podia ser realizado sem a desconexão do tubo endotraqueal da VM.

Os dispositivos de carga pressórica linear surgiram como alternativa tanto para pacientes portadores de doenças crônicas quanto para críticos. O Threshold® foi o equipamento mais estudado e tem como característica principal a determinação de uma carga, com fluxo dependente, ou seja, é necessário realizar um esforço inspiratório suficiente para abrir a válvula ajustada com a carga pressórica do incentivador durante todo o ciclo inspiratório. Assim, o tempo de contração sustentada da musculatura inspiratória se torna maior, o que em última análise promove treinamento muscular mais efetivo.

A utilização de dispositivos com carga linear e fluxo dependente que promovem o treinamento muscular inspiratório demonstra utilidade fundamentada no aumento da $PI_{máx}$, no auxílio ao desmame ventilatório, na melhora nos parâmetros ventilatórios e no sucesso do desmame prolongado.

Além de promover o treinamento muscular inspiratório, é possível realizar o teste de *endurance* muscular respiratório. Este pode ser medido pelo teste de esforço contra uma resistência muscular inspiratória imposta pelo equipamento Threshold®, com carga calculada em 30% da $PI_{máx}$, durante 2 minutos, com as medidas de $PI_{máx}$ antes e ao final do teste. Ao se observar a perda de *endurance* por meio do teste pode-se direcionar o treino muscular visando a reduzir o tempo de permanência em VI. As cargas impostas são, portanto, menores e o treinamento é realizado com séries de repetições, mais vezes ao dia.

O Powerbreathe® (HaB Ltd, UK) é um equipamento portátil desenvolvido especificamente para o treinamento muscular inspiratório com o objetivo de incrementar a função muscular inspiratória de atletas, de pneumopatas ou pacientes submetidos à cirurgia abdominal e cardíaca. Além de ser um dispositivo de fácil manuseio, possui uma aplicabilidade simples e permite um bom *feedback* visual durante a sessão de treinamento. Além da utilização para o treinamento muscular inspiratório, Langer et. al., 2013, estudaram este equipamento com o objetivo de validá-lo como dispositivo capaz de fornecer informações sobre o trabalho executado durante o treino, a potência muscular inspiratória e o comportamento do padrão respiratório durante testes de *endurance* para pacientes com doença pulmonar obstrutiva crônica (DPOC). Os autores relataram que o dispositivo portátil fornece estimativas, automaticamente processadas e validadas, de unidades físicas de potência inspiratória em Watts, energia do treinamento em Joules e carga de treinamento calculada eletronicamente e individualizada. Esses recursos são essenciais para quantificar a carga imposta à musculatura inspiratória e individualizar os testes de resistência.

Dentre os variados modelos disponíveis do equipamento Powerbreathe®, o KH2 fornece recursos específicos, como ajuste da carga de treinamento de forma automática, em que o equipamento ajusta a carga de acordo com as duas primeiras inspirações do paciente, ou manual, que permite o aumento ou decréscimo da carga ajustada.

Além desses recursos, o dispositivo ainda possui um *software* que apresenta os resultados em forma de gráficos de carga, energia, volume e fluxo, gerados durante o treinamento (https://www.powerbreathe.com/powerbreathe-kh2).

A implementação do TMI com o dispositivo eletrônico Powerbreathe® em pacientes críticos, internados em UTI foi descrita em pesquisa publicada por Tonella et all., 2017. Os autores avaliaram a aplicabilidade do dispositivo eletrônico quanto à segurança do treinamento proposto pelo equipamento, mediante análise do comportamento de variáveis hemodinâmicas. Os autores relataram que o TMI foi seguro quando aplicado em pacientes críticos, traqueostomizados, em uso de VI prolongada e em desmame difícil.

Comumente utilizada nas práticas fisioterapêuticas para aumento de força e hipertrofia muscular, a eletroestimulação neuromuscular (EENM), consiste em aplicar corrente elétrica que promova a despolarização da membrana do nervo motor alfa, gerando um potencial de ação que provoca a contração muscular. Quando aplicada sobre o diafragma recebe o nome de eletroestimulação diafragmática transcutânea (EDET). A eletroestimulação para ser efetiva deve ser aplicada em pacientes colaborativos e capazes de realizar esforços inspiratórios sincronizados ao disparo da eletroestimulação.

O nível de consciência dos pacientes submetidos ao TMI influencia desde a medida dos índices preditivos de desmame até a colaboração durante a execução do TMI beira-leito. Pacientes com escala de coma de Glasgow menor que 8, mesmo que traqueostomizados, não apresentam nível de consciência suficiente para executar os esforços inspiratórios necessários para o TMI ideal. Especificamente para os equipamentos Powerbreathe® automático e EDET, a colaboração do paciente é fundamental, pois em ambas as técnicas o resultado está diretamente relacionado com isso.

A Tabela 4 traz a demonstração dos dispositivos e suas características específicas para aplicação de protocolos de TMI. A Figura 2 resume em um fluxograma os processos de avaliação para escolha da melhor estratégia de TMI.

TABELA 4   Dispositivos e suas características específicas para aplicação de protocolos de treinamento muscular inspiratório

Dispositivo	Carga	Frequência	Progressão	*End point*
Threshold®	Linear, fluxo dependente; *endurance*: 30% $PI_{máx}$ Força: 60% $PI_{máx}$	2 vezes/dia	Incremento de 10% da $PI_{máx}$ inicial	48 h em respiração espontânea
Powerbreathe® automático	Linear	2 vezes/dia	Dependente do esforço do paciente	
Powerbreathe® manual	Linear	2 vezes/dia	Incremento de 10% da $PI_{máx}$ inicial	
Nebulização progressiva	Alinear Sem carga definida	-	Critérios clínicos, respiratórios e hemodinâmicos de intolerância	
EDET	Intensidade máxima tolerada pelo paciente em miliamperes (mA)	2 vezes/dia por 20 minutos	Mantido até desmame do ventilador mecânico	

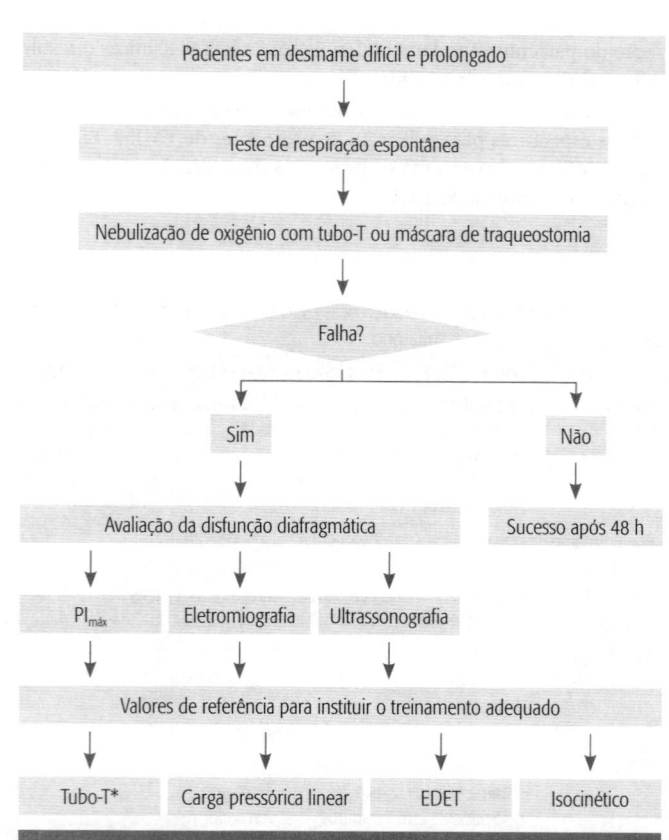

FIGURA 2 Fluxograma de avaliação e intervenção para o treinamento muscular inspiratório

BIBLIOGRAFIA

Azeredo CAC, Bezerra RMS. Estimulação diafragmática elétrica transcutânea durante a ventilação mecânica. In: Sarmento GJV, organizador. Fisioterapia respiratória no paciente crítico: rotinas clínicas. Barueri: Manole; 2005.

Barbas CS, Ísola AM, Farias AM, et al. Diretrizes Brasileiras de Ventilação Mecânica – Tema 24: paciente com desmame prolongado. J Bras Pneumo. 2014;40(5):458-86.

Bissett B, Leditschke IA, Boots R, Paratz J. Weaned but weary: One third of adult intensive care ptients mechanically ventilated for 7 days or more have impaired inspiratory muscle endurance after successful weaning. J Heart Lung. 2015;44(1):15-20.

Bissett B, Leditschke IA, Green M. Specific inspiratory muscle training is safe in selected patients who are ventilator-dependent: A case series. Intensive Critical Care Nursing. 2012;28(2):98-104.

Brito RR, Vasconcelos JAC, Lopes RB, Montemezzo D. Treinamento específico da musculatura respiratória. In: Britto RR, Brant TCS, Parreira VF, editores. Recursos manuais e instrumentais em fisioterapia respiratória. 2ª ed. Barueri: Manole; 2014.

Cader SA, Vale RG, Castro JC, Bacelar SC, Biehl C, Gomes MC, et al. Inspiratory muscle training improves maximal inspiratory pressure and may assist weaning in older intubated patients: a randomised trial. J Physiother. 2010;56(3):171-7.

Cardenas LZ, Santana PV, Caruso P, Ribeiro de Carvalho CR, Pereira de Albuquerque AL. Diaphragmatic ultrasound correlates with inspiratory muscle strength and pulmonar function in healthy subjects. Ultrasound Med Biol. 2018;44(4):786-93.

Chang AT, Boots RJ, Brown MG, Paratz J, Hodge PW. Reduced inspiratory muscle endurance following sucessful weaning from prolonged mechanical ventilation. J Chest. 2005;(128):553-9.

Chittawatanarat K, Orrapin S, Jitkaroon K, Mueakwan S, Sroison U. An open label randomized controlled trial to compare low level pressure support and T-piece as strategies for descontinuation of mechanical ventilation in a general surgical intensive care unit. Med Arch. 2018;72(1):51-7.

Dasta JF, McLaughlin TP, Mody SH, Piech CT. Daily cost of an intensive care unit day: the contribution of mechanical ventilation. Crit Care Med. 2005;33(6):1266-71.

Dress M, Goligher EC, Heunks LMA, Brochard LJ. Critical illness-associated diaphragm weakness. Int Care Med. 2017;43(10):1441-52.

Elkins M, Dentice R. Inspiratory muscle training facilitates weaning from mechanical ventilation among patients in the intensive care unit: a systematic review. J Physiotherapy. 2015;61(3):125-34.

Faez DCS, Kosour C, Figueirêdo LC, et al. Weaning from mechanical ventilation in patients with severe head trauma: a proposaol of tracheostomy anticipation. J Neurol Res. 2016;6(2-3):35-40.

Grosu HB, Lee YL, Lee J, et al. Diaphragm muscle training in patients who are mechanically ventilated. Chest. 2012;142(6):1455-60.

Hermans G, Agten A, Testelmans D, Decramer M, Gayan-Ramirez G. Increased duration of mechanical ventilation is associated with decreased diaphragmatic force: a prospective observational study. Crit Care. 2010;14(4):R127.

Jaber S, Jung B, Matecki S, Petrof BJ. Clinical review: ventilator-induced diaphragmatic dysfunction-human studies confirm animal model findings! Crit Care. 2011;15(2):206.

Jubran A. Critical illness and mechanical ventilation: effects on the diaphragm. Respir Care. 2006;51(9):1054-61.

Kendall F, Oliveira J, Peleteiro B, Pinho P, Bastos PT. Inspiratory muscle training is effective to reduce postoperative pulmonar complications and length of hospital stay: a systematic review and meta-analysis. Disability Rehabilit. 2018;40(8):864-82.

Langer D, Jacome C, Charususin N, Scheers H, McConnell A, Decramer M, Gosselink R. Measurement validity of an electronic inspiratory loading device during a loaded breathing task in patients with COPD. Respir Med. 2013;107(4):633-5.

Levine S, Nguyen T, Taylor N, Friscia ME, Budak MT, Rothenberg P, et al. Rapid disuse atrophy of diaphragm fibers in mechanically ventilated humans. N Engl J Med. 2008;358(13):1327-35.

Magalhães PAF, Camillo CA, Langer D, Andrade LB, Duarte MDCMB, Gosselink R. Weaning failure and respiratory muscle function: what has been done and what can be improved? Respiratory Med. 2018;134:54-61.

Moodie L, Reeve J, Elkins M. Inspiratory muscle training increases inspiratory muscle strength in patients weaning from mechanical ventilation: a systematic review. J Phsiother. 2011;57(4):213-21.

McConnell A. Breathe strong, perform better. Human kinetics; 2011.

Neidre AL, Mongodi S, Philippart F, Bouhemad B. Thoracic ultrasound: potential new tool for physiotherapistis in respiratory management. A narrative review. J Crit Care. 2016;31(1):101-9.

Oliveira AB, Dias OM, Mello MM, Araújo S, Dragosavac D, Nucci A, Falcão AL. Fatores associados à maior mortalidade e tempo de internação prolongado em uma unidade de terapia Intensiva de adultos. Rev Bras Ter Intensiva. 2010;22(3):250-6.

Penuelas O, Frutos-Vivar F, Fernandez C, Anzueto A, Epstein SK, Apezteguia C, et al. Characteristics and outcomes of ventilated patients according to time to liberation from mechanical ventilation. Am J Respir Crit Care Med. 2011;184(4):430-7.

Souza LC, Silva CT Jr., Lugon JR. Evaluation of the inspiratory pressure using a digital vacometer in mechanically ventilated patients: analysis of the time to achieve the inspiratory peak. Resp Care. 2012;57(2):257-62.

Silva AMO, Cliquet A, Boin IFSF. Profile of respiratory evaluation through surface electromyography, manovacuometry, and espirometry in candidates on the liver transplant waiting list. Transplant Proc. 2012;44(8):2403-5

Smith BK, Gabrielli A, Davenport PW, Martin AD. Effect of training on inspiratory load compensation in weaned and unweaned mechanically ventilated ICU patients. Respir Care. 2014;59(1):22-31.

Toledo D, Oliveira AMRR. Disfunção respiratória aguda. In: Rocenfeld R, editor. Terapia nutricional no paciente grave. São Paulo: Atheneu; 2014.

Toledo D, Giacomassi I. Reabilitação do paciente grave. In: Rocenfeld R, editor. Terapia nutricional no paciente grave. São Paulo: Atheneu; 2014.

Tonella RM, Ratti, LDSR, Delazari LEB, Junior CF, Da Silva PL, Herran ARDS, et al. Inspiratory muscle training in the intensive care unit: a new perspective. J Clin Med Res. 2017;9(11):929-34.

Trapp O, Fiedler M, Hartwich M, Schorl M, Kalenka A. Monitoring of electrical activity of the diaphragm shows failure of T-piece trial earlier than protocol-basead parameters in prolonged weaning in non-communicative neurological patients. Neurocrit Care. 2017;27(1):35-43.

Volpe MS. Treinamento muscular inspiratório em unidade de terapia intensiva. In: Associação Brasileira de Fisioterapia Cardiorrespiratória e Fisioterapia em Terapia Intensiva; Martins JA, Andrade FMD, Dias CM, organizadores. PRO-FISIO Programa de Atualização em Fisioterapia em Terapia Intensiva Adulto: ciclo 5. Porto Alegre: Artmed Panamericana; 2015.

van den Berg M, Hooijman PE, Beishuizen A, de Waard MC, Paul MA, Hartemink KJ, et al. Diaphragm atrophy and weakness in the absence of mitochondrial dysfunction in the critically ill. Am J Respir Crit Care Med. 2017;196(12):1544-58.

Vorona S, Sabatini U, Al-Maqbali S, Bertoni M, Dres M, Bissett B, et al. Inspiratory muscle rehabilitation in critically ill adults: a systematic review and meta-analysis. Ann Am Thorac Soc. 2018;15(6):735-44.

15 Interpretação gráfica em ventilação mecânica

Sami Saher Neto

INTRODUÇÃO

A interpretação dos gráficos durante o processo de ventilação pulmonar artificial deve ser aplicada tanto para monitorização da mecânica ventilatória quanto para promoção de uma ventilação artificial mais sincrônica e segura, evitando os riscos de lesão pulmonar induzida pela ventilação mecânica e o aumento desnecessário do tempo de ventilação mecânica.

Atualmente os gráficos apresentados pelos ventiladores pulmonares artificiais são as ferramentas mais acessíveis para a identificação do comportamento da mecânica ventilatória pulmonar e correção das principais assincronias paciente-ventilador na beira do leito. Os eventos de assincronia paciente-ventilador acontecem independentemente das características do paciente ou da modalidade e do modo ventilatório selecionado, podendo ocorrer em qualquer fase do ciclo ventilatório. Elevados índices de assincronia paciente-ventilador aumentam significativamente a mortalidade dos pacientes em VM nas UTIs. A promoção de uma ventilação pulmonar artificial sincrônica e segura é dever de todos os profissionais que manejam os ventiladores pulmonares artificiais.

TABELA 1   Interpretação gráfica durante a ventilação mecânica

Identificação de problemas	Análise da mecânica pulmonar	Identificação de assincronia

CLASSIFICAÇÃO

Os gráficos são representações visuais do comportamento das variáveis envolvidas durante o processo de ventilação pulmonar, sendo elas: pressão, fluxo, volume e tempo. É possível dividir essas representações visuais em duas categorias: gráficos de ondas ou somente gráficos, como comumente chamados, e os *loops* (Tabela 2).

COMPORTAMENTO NORMAL DOS GRÁFICOS EM VENTILAÇÃO MECÂNICA

O primeiro passo para uma análise gráfica assertiva é compreender o comportamento normal e esperado de cada uma das variáveis representadas graficamente.

TABELA 2   Tipos de gráficos e *loops* disponíveis na maioria dos ventiladores mecânicos.

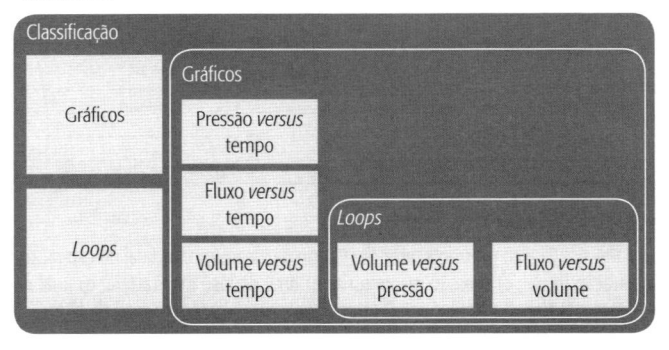

O gráfico de pressão × tempo, representa os níveis de pressão que são gerados durante a ventilação pulmonar. Seu comportamento normal dá-se pela subida da pressão (inspiração) a partir do nível de PEEP programado. Quando se atinge o nível de pressão programado, este se mantém até o final do tempo inspiratório. Após o final do tempo inspiratório, a pressão cai e retorna novamente para a linha de pressão de base. Essa elevação da pressão no gráfico traduz-se como sendo a pressão necessária para vencer dois componentes de contraposição à entrada do ar no pulmão do paciente: o resistivo (devido à resistência ao fluxo de ar passando pelas vias aéreas) e o elástico (decorrente da distensão dos alvéolos e da mobilidade da parede torácica).

É possível identificar também se o ciclo foi desencadeado por tempo (controlado) ou pelo esforço do paciente (assistido ou espontâneo). Na Figura 1, o ciclo inicia com o deslocamento da curva de pressão para cima, partindo da linha de pressão de base. Portanto, esse inicio do ciclo foi desencadeado pelo tempo (frequência respiratória programada).

Já na Figura 2, o início do ciclo foi desencadeado após uma queda abrupta da pressão de base. Essa queda é resultado do esforço inspiratório desencadeado pelo paciente. Portanto, é classificado como um ciclo assistido.

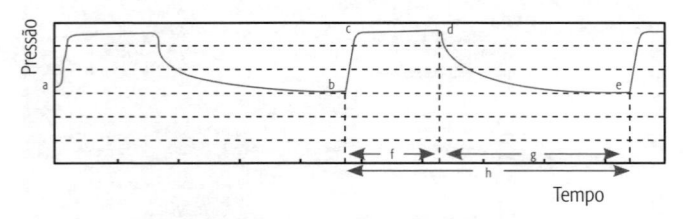

FIGURA 1   Gráfico pressão x tempo: a) início da inspiração; b) final da expiração/inspiração inicial; c) pressão inspiratória; d) final da fase inspiratória; e) final da expiração; f) tempo inspiratório; g) tempo expiratório; h) tempo total do ciclo.

O gráfico de volume × tempo representa, em sua porção ascendente, o volume de ar inspirado e, em sua fase descendente, o volume de ar expirado. O inicio do gráfico de volume em situações normais deve ser sempre a partir da linha zero (linha de base) e o final do ciclo também precisa terminar na linha de base. Portanto, os volumes inspirados e expirados devem ser iguais e, se existir diferença entre eles, é preciso investigar qual o motivo. Nas próximas páginas será visto quando suspeitar, quais os motivos e como solucionar caso exista algum problema.

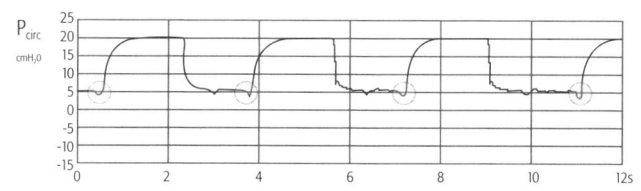

FIGURA 2 Grafico pressão x tempo. Os círculos identificam a queda da pressão de base (PEEP), o que representa o esforço inspiratório (disparo) do paciente.

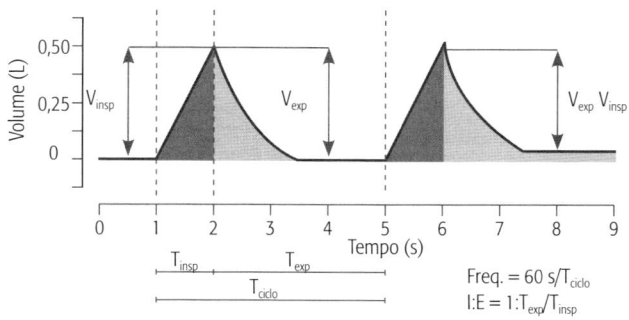

FIGURA 3 Gráfico Volume X Tempo

O gráfico de fluxo × tempo (Figura 4) representa o deslocamento de ar nas vias aéreas do paciente, diferenciando mais claramente as fases inspiratória e expiratória do ciclo ventilatório. Todo o deslocamento de ar na fase inspiratória do ciclo ocorre na parte superior a linha zero (linha de base). A fase expiratória ocorre abaixo da linha zero. O fim do ciclo ventilatório ocorre, em situações normais, quando a linha da fase expiratória chegar novamente a zero.

No *loop* fluxo × volume (Figura 5) é possível identificar a fase inspiratória na parte superior, e a fase exalatória na parte inferior. O ponto de início do ciclo ventilatório em situações normais será sempre o ponto zero. O retorno da alça exalatória em situações normais será sempre ao ponto zero.

No *loop* de volume × pressão (Figura 6) é possível identificar a fase inspiratória na parte inferior, e a fase exalatória na parte superior. O ponto de início do ciclo ventilatório é determinado pelo nível de PEEP ajustado no ventilador. Podem ser identificados os diferen-

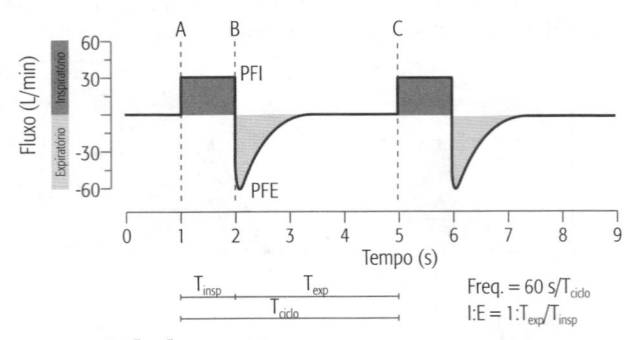

FIGURA 4   Gráfico fluxo x tempo.

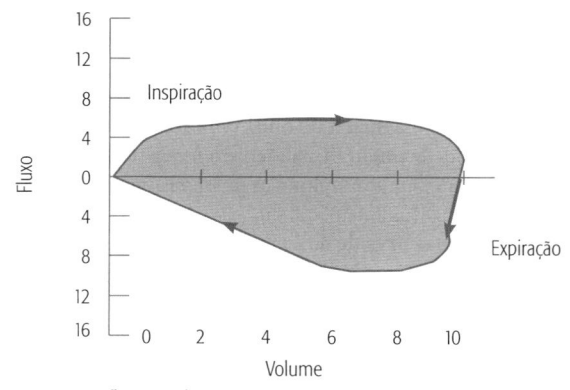

FIGURA 5 *Loop* fluxo X volume. Fase inspiratória (parte superior), e fase exalatória (parte inferior). Ponto de inicio do ciclo ventilatório (ponto zero).

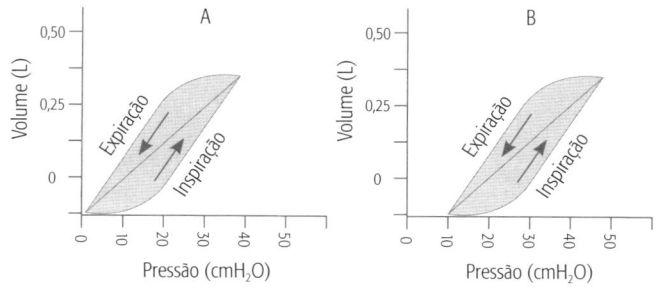

FIGURA 6 *Loop* de volume x pressão.

tes ajustes de PEEP nos dois *loops* abaixo. No *loop* A, o valor de PEEP
é 0, enquanto no *loop* B está ajustado o valor de 10 cmH$_2$O. O retorno da alça superior deverá sempre retornar em situações normais
para o ponto zero. Serão vistas à frente mais aplicações do *loop* Volume × Pressão.

Formato de curva de fluxo

O formato do gráfico de fluxo × tempo pode ser modificado diretamente conforme o modo ventilatório escolhido, o ajuste do parâmetro específico e a forma de onda de fluxo. Somente no modo VCV é possível determinar diretamente o formato da curva de fluxo. Na figura 7 seguem exemplos dos possíveis formatos do gráfico de fluxo.

Os formatos da curva de fluxo mais utilizados na prática clínica nos dias de hoje são o quadrado e o descendente. O formato quadrado facilita a realização da monitoração da mecânica respiratória por promover um momento de fluxo inspiratório constante, sem variação. Porém promove maiores níveis de pressão de pico para o mesmo VC estabelecido. Já a forma descendente proporciona uma melhor distribuição do ar inspirado, conseguindo reduzir em até 50% os valores de P_{pico}, quando comparada ao formato quadrado.

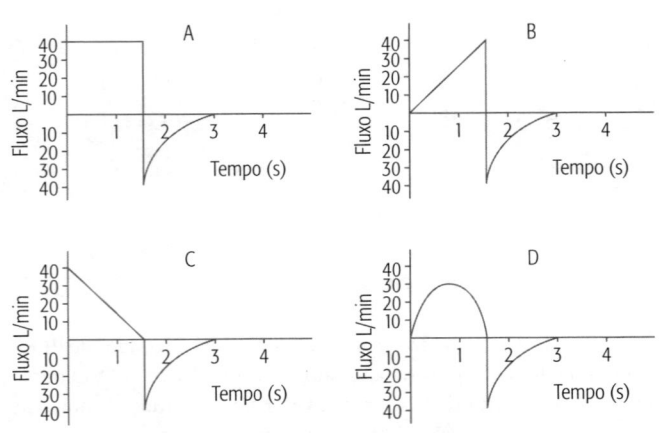

FIGURA 7 Quatro tipos de formas de onda de fluxo: a) quadrada (constante); b) rampa ascendente; c) rampa descendente; e d) sinusoidal.

COMPORTAMENTO DOS GRÁFICOS NOS MODOS VENTILATÓRIOS CONVENCIONAIS

Ventilação por controle de volume – VCV

Durante a ventilação por volume controlado, em situações normais, os gráficos de fluxo e volume por tempo apresentam-se sem variações, já que esses parâmetros nesse modo ventilatório são predeterminados e fixos. Já os valores apresentados no gráfico de pressão × tempo podem variar ciclo a ciclo, dependendo da resistência e da complacência do sistema respiratório do paciente. Outra característica do modo VCV, identificada facilmente pela monitorização gráfica, é o formato da curva de fluxo. Somente no modo VCV é possível determinar o formato da curva de fluxo quadrada (Figura 8).

Ventilação por pressão controlada – PCV

Durante a ventilação por pressão controlada, o único gráfico que estará sem variação ciclo a ciclo será o de pressão × tempo. O gráfico de fluxo × tempo poderá apresentar variações, já que nesse modo de ventilação o valor de fluxo inspiratório é indiretamente livre. Já no gráfico de volume × tempo poderão acontecer as maiores variações dos valores de volume, visto que, durante a PCV, o valor de volume gerado pela pressão inspiratória dependerá da resistência e complacência do sistema respiratório do paciente.

Vale ressaltar que o fluxo inspiratório durante a PCV, é indiretamente livre, pois é certo que não se ajusta um valor fixo de fluxo, porém, se estabelece e determinamos sim a velocidade (ou taxa) de pressurização das vias aéreas do paciente. Esse ajuste ocorre pela determinação do *rise time*/Rampa inspiratória/*slope rise* (cada fabricante de ventilador estabelece uma nomenclatura diferente para esse ajuste, porém, o funcionamento é similar). Na figura 9, observa-se um mesmo valor de pressão inspiratória, porém, com taxas de pressurização diferentes. Quanto maior a taxa de pressurização, mais rá-

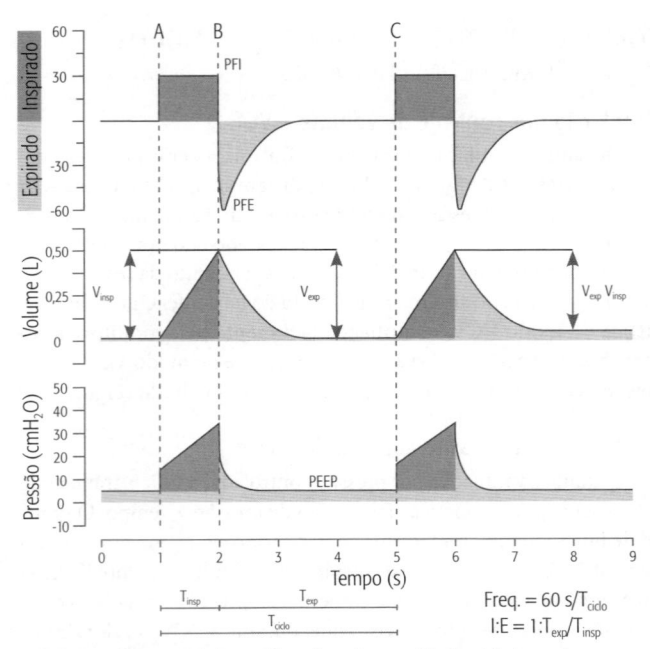

FIGURA 8　Representações gráficas durante a ventilação ciclada a volume.

pido o ventilador atingirá o valor de pressão inspiratória. Esse parâmetro está presente em todos os modos ventilatórios nos quais se determina uma pressão inspiratória fixa, seja de forma controlada, assistida, espontânea ou mista.

Ventilação por pressão de suporte – PSV

Durante a ventilação por pressão de suporte, alguns parâmetros não são ajustados diretamente como nos modos VCV e PCV. Por isso, é tido como o modo ventilatório espontâneo no qual o pacien-

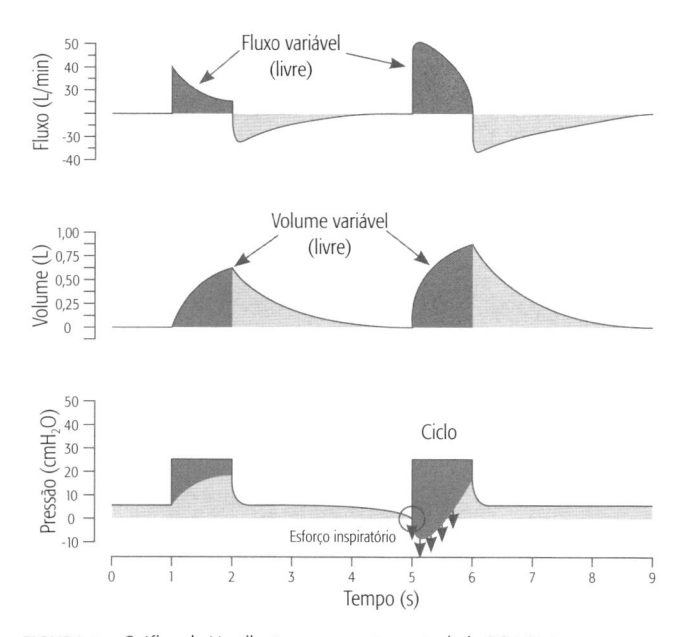

FIGURA 9 Gráfico de Ventilação por pressão controlada PCV. Note que quanto maior a taxa de pressurização, mais rápido o ventilador atingirá o valor de pressão inspiratória.

te tem todo o controle da ventilação. Porém, é importante ter o conhecimento de como todos os parâmetros disponíveis para ajuste no modo PSV funcionam, para assim entender que mesmo em PSV as variáveis de tempo, volume e fluxo não são controladas espontaneamente pelo paciente.

Durante a PSV, o valor de pressão inspiratória no gráfico de pressão × tempo será sempre fixo. Ainda no gráfico de pressão ×

tempo, diferentemente da modalidade assisto-controlado, todos os ciclos respiratórios precisarão ser iniciados pelo paciente; com isso, haverá em todos os ciclos uma queda abrupta da linha de PEEP, até o nível do valor de sensibilidade inspiratória estabelecida e logo após o inicio da fase inspiratória, com a pressurização das vias aéreas do paciente. E assim como na PCV, o gráfico de volume × tempo vai variar de acordo com a resistência e complacência do sistema respiratório.

Ajuste fino da PSV

Rise time / Rampa inspiratória / slope rise

Na PSV, assim como na modalidade assisto-controlada, controlada a pressão, a determinação do fluxo inspiratório ocorre pelo ajuste do *rise time*/rampa Inspiratória/*slope rise*. Quanto maior a taxa de pressurização, mais rápido o ventilador atingirá o valor de pressão inspiratória (Figura 11). Será discutido adiante o papel desse parâmetro na correção de alguns tipos de assincronias ventilatórias.

Critério de ciclagem da ventilação por pressão de suporte

Outro parâmetro não ajustado diretamente durante a PSV e que em teoria o paciente tem o total controle é o tempo inspiratório. Este talvez seja o parâmetro que mais gere discussão no entendimento da PSV.

Nos ventiladores atuais, o critério de ciclagem da PSV não é mais fixo, nos conhecidos 25% do pico de fluxo inspiratório e, portanto, precisa ser ajustado. O ajuste desse parâmetro vai ajudar a determinar o tempo inspiratório que estará disponível para o paciente mesmo em PSV. Na figura 12, é possível identificar tempos inspiratórios diferentes para diferentes ajustes do critério de ciclagem da PSV.

Este parâmetro também é apresentado com nomenclatura diferente nos diferentes ventiladores mecânicos. A orientação do valor e a escala de ajuste também podem ser diferentes.

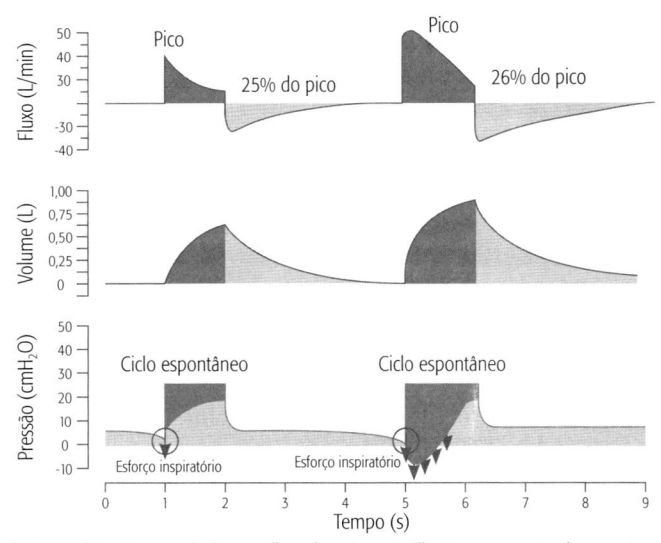

FIGURA 10   Representações gráficas durante a ventilação por pressão de suporte.

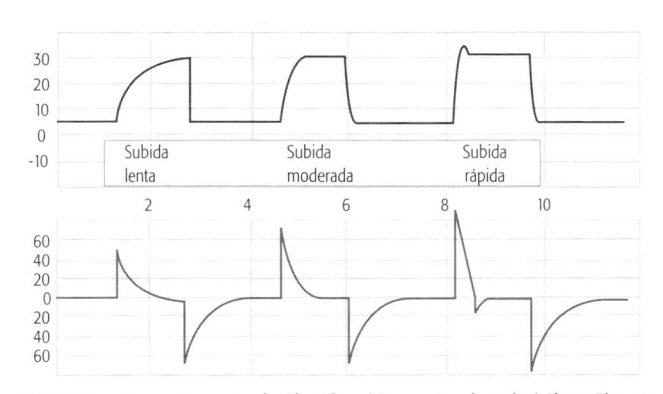

FIGURA 11   Comportamento do *Rise Time* / Rampa Inspiratória / *Slope Rise* em relação ao seu ajuste.

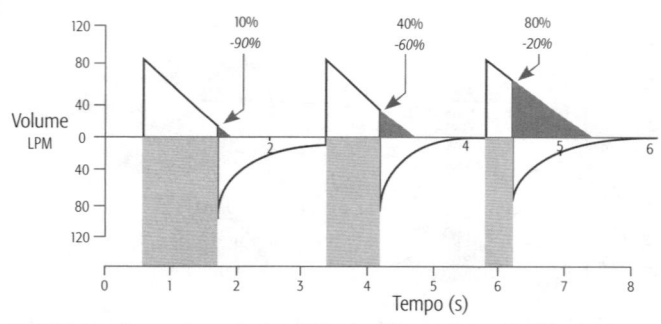

FIGURA 12 Comportamento do critério de ciclagem da pressão de suporte em relação ao seu ajuste

ANÁLISE GRÁFICA: MECÂNICA PULMONAR DURANTE A VENTILAÇÃO MECÂNICA.

Loop volume x pressão

A monitorização gráfica também nos permite avaliar a mecânica pulmonar durante a ventilação mecânica. Em algumas circunstâncias é preciso que se faça algumas pausas inspiratória e ou expiratórias, as chamadas manobras de mecânica. Porém, a análise da mecânica ventilatória não está restrita somente à realização dessas manobras.

É mais do que possível analisar de maneira dinâmica a mecânica ventilatória dos pacientes a beira-leito. Um gráfico que dá muitas informações sobre a mecânica ventilatória dos pacientes é o *loop* pressão × volume (na figura 13). Nele observa-se o comportamento do *loop*, durante uma VCV.

Na figura 13, podemos identificar que para o mesmo valor de volume corrente entregue, o sistema gerou valores diferentes de pressão. Essa alteração da pressão gerada, se dá pela diferença na complacência do sistema (Caixa torácica e Pulmonar). Portanto, quanto maior for a inclinação a direita do gráfico da Volume × Pressão, por

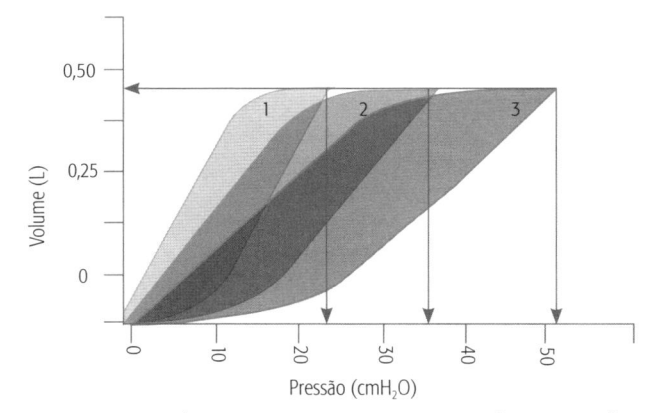

FIGURA 13 *Loop* volume x pressão e seu comportamento durante a ventilação ciclada a volume frente as alterações da complacência pulmonar.

exemplo o *loop* de numero 3, menor é o valor da complacência do sistema. E o contrario, se o loop se mantiver mais verticalizado, por exemplo no *loop* de numero 1, maior é o valor da complacência do sistema. Esta é uma analise rápida e simples de se observar dinamicamente durante a ventilação mecânica.

Mesmo se alterarmos o modo de ventilação, ainda é possível analisar o comportamento da complacência durante a visualização do *loop* volume x pressão. Vejamos na figura 14, o comportamento da complacência do sistema, durante a ventilação por pressão controlada.

Nela podemos identificar que agora, existe um valor fixo de pressão inspiratória. Isso acontece por estarmos em um cenário de ventilação por pressão controlada, portanto, o nível de pressão inspiratória será sempre fixo. Neste caso, o que vai determinar o valor de volume corrente atingido será a complacência do sistema. Podemos notar que, nos *loops* 1, 2 e 3, existe uma grande diferença entre os valores de volume atingido e, como na imagem anterior, quanto maior

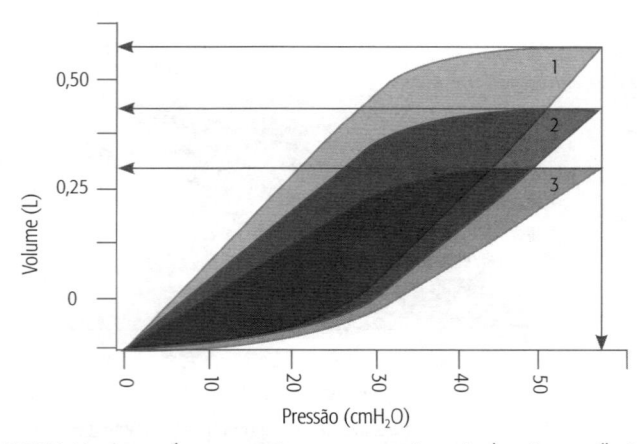

FIGURA 14   *Loop* volume x pressão, e seu comportamento durante a ventilação controlada por pressão frente as alterações da complacência pulmonar.

for a inclinação para a direita do gráfico, menor será o valor da complacência do sistema, como no *loop* de numero 3, e quanto mais verticalizado estiver o *loop*, como no *loop* 1, maior será o valor da complacência do sistema.

Ainda analisando o *loop* volume x pressão, é possível avaliar também as zonas de risco da ventilação (Figura 15).

Zona de atelectrauma

A zona de atelectrauma, é zona de abertura e fechamento cíclico das unidades alveolares. É recomendado que a fase inspiratória da ventilação, inicie fora desta zona, ou seja, o valor de PEEP precisa ser ajustado para que mantenha a maior quantidades de alvéolos possíveis abertos após a expiração. Estudos recentes mostram que manter um nível inadequados de PEEP, pode promover VILI, mes-

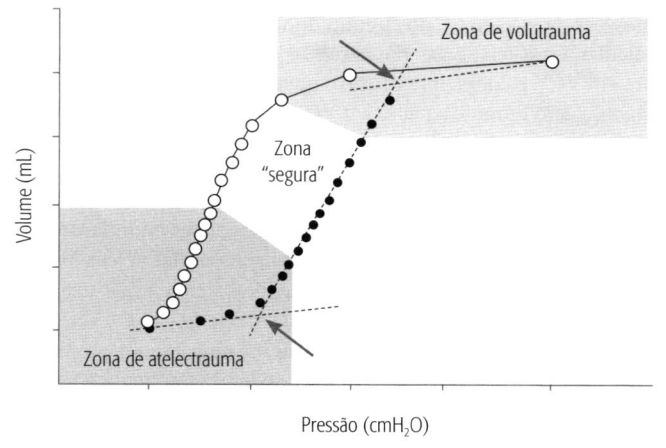

FIGURA 15 *Loop* volume x pressão.

mo durante a ventilação espontânea (PSV), neste caso chamado de Patient Self-inflicted Lung Injury (P-SILI).

Zona de volutrauma

A zona de volutrauma, é zona de hiperdistensão alveolar. Aonde o ganho de volume é proporcionalmente inferior ao aumento da pressão inspiratória. Manter pressões inspiratórias, acima deste limite, é alto o risco de desencadeamento de VILI.

É importante ressaltar, que mesmo mantendo a ventilação fora desta zona no gráfico, ainda sim pode haver áreas regionalizadas de hiperdistensão alveolar.

Gráfico pressão x tempo

Ao realizar uma pausa inspiratória ao final da inspiração, estamos mensurando a pressão alveolar através do equilíbrio entre as pressões da via aérea e do circuito do ventilador mecânico. Para se calcular a resistência das vias aéreas, é importante realizar a manobra em VCV e com curva de fluxo quadrada, para que o fluxo permaneça zero durante a pausa e o VC estável, abolindo a pressão resistiva das vias aéreas (Figura 16).

A manobra da pausa inspiratória permite realizar as medidas clássicas de mecânica respiratória: Resistência de vias aéreas (R_{aw}) e Complacência estática (C_{est}). A R_{aw} no paciente em ventilação mecânica inclui tanto a prótese traqueal quanto as vias aéreas fisiológicas, podendo ser chamada de R_{aw} total do sistema respiratório. Os valores normais se situam em torno de 4 a $8cmH_2O/l/s$, variando em função do diâmetro interno do tubo e da presença ou não de obstrução ao fluxo aéreo inerentes a condições momentâneas e ou instaladas no paciente. No caso da ventilação de pacientes asmáti-

Mensuração da resistência de vias aéreas (R_{aw}) e da complacência estática (C_{est}) do sistema respiratório na VCV, modo controlado

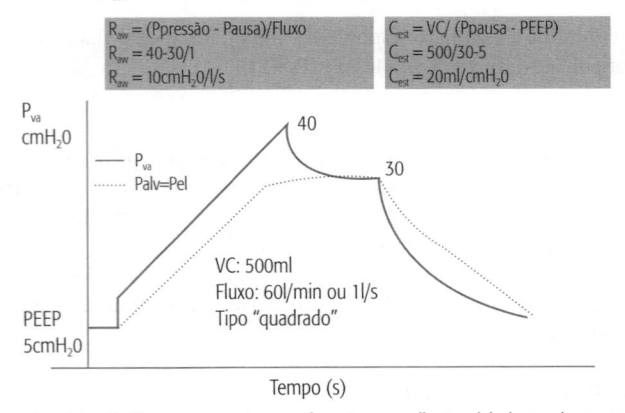

FIGURA 16 Gráfico pressão x tempo durante a ventilação ciclada a volume com pausa inspiratória para medida de mecânica.

cos ou com DPOC, preconiza-se R_{aw} inferior a 20 cmH$_2$O/l/s como meta terapêutica.

A complacência é o parâmetro que avalia a elasticidade do sistema respiratório. É calculada através da relação entre a variação de volume (ΔV) em relação à variação de pressão (ΔP). Durante o suporte ventilatório, a complacência estática (C_{est}) do sistema respiratório corresponde à relação entre o VC e a diferença entre a pressão alveolar ao final da inspiração medida em fluxo zero, ou seja, a pressão de pausa ou de platô menos a pressão de base (PEEP). Valores de normalidade: 60 a 80 mL/cmH$_2$O

Em algumas particularidades pode haver alterações como:

- Doenças restritivas como a Síndrome do Desconforto Respiratório Agudo (SDRA), condições de distensão abdominal e no edema agudo de pulmão a Cst estará reduzida.
- Nas patologias obstrutivas, como o Enfisema Pulmonar, DPOC, o valor Cst estará elevada.

Índice de estresse

Como já discutimos anteriormente, quando ventilamos em VCV, a pressão inspiratória será variável de acordo com a mecânica ventilatória do paciente, do fluxo e do VC ajustados. Por esse principio, a análise do gráfico pressão × tempo, pode nos dar mais algumas informações sobre o comportamento da complacência pulmonar (pulmão + caixa torácica) do paciente, sem a necessidade da manobra de pausa inspiratória (Figura 17).

***Loop* 1 – Índice de estresse = 1**

C_{est} não varia durante a inspiração, a subida da P_{va} é linear.

***Loop* 2 – Índice de estresse < 1**

C_{est} aumenta durante a inspiração, tornando a subida da curva de pressão não linear, e sim de formato convexo. Diagnóstico de colapso alveolar revertido pelo VC ("tidal recruitment"). Padrão potencialmente lesivo por mecanismo de atelectrauma.

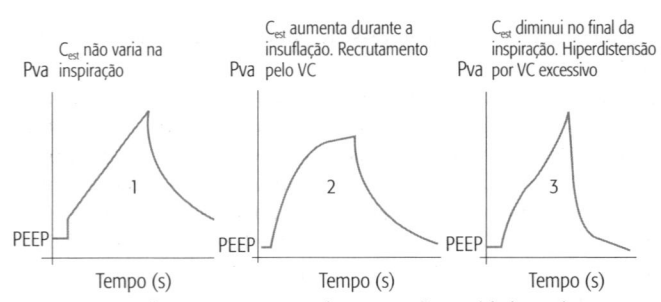

FIGURA 17   Gráfico pressão x tempo, durante ventilação ciclada a volume, e seu comportamento em relação as alterações da mecânica pulmonar.

Loop 3 – Índice de estresse > 1

C_{est} pode diminuir ao final da inspiração. Característico de emprego de um VC excessivo. Potencialmente lesivo por mecanismo de hiperdistensão do parênquima pulmonar.

Este tipo de análise deve ser realizado somente quando se adotar um formato de curva de fluxo quadrada.

AUTOPEEP

Como mostramos no inicio deste capitulo, o gráfico de fluxo × tempo, é o gráfico que mais claramente separa a fase inspiratória da fase expiratória no ciclo ventilatório. Por isso, trás com ela muitas informações sobre o comportamento da fase expiratória. O comportamento normal da curva de fluxo expiratório é retornar a linha 0 após a expiração completa e antes do inicio de um novo ciclo respiratório.

Quando um novo ciclo se inicia, antes da curva expiratória chegar até a linha 0, ou seja, antes de uma expiração completa, acontecerá um aprisionamento aéreo (autoPEEP) (Figura 18). Valores elevados, acima 8 – 10 cmH$_2$O de autoPEEP, podem promover desencadear hemodinâmico das trocas gasosas e da mecânica ventilatória. Valores de até 2 cmH$_2$O identificados como autoPEEP podem estar relacionados a variação de calibração e de componentes internos do ventilador mecânico, e não estão relacionados a repercussões negativas para o paciente.

Ainda analisando o gráfico fluxo × tempo, é possível identificar o padrão do fluxo expiratório do paciente em ventilação mecânica.

Na figura 19, podemos identificar um padrão de limitação ao Fluxo Expiratório, característico de pacientes com exacerbação de asma e DPOC. No inicio da expiração, o ar exalado enfrenta uma alta resistência na passagem pelas vias aéreas constritas durante a exacerbação destas doenças.

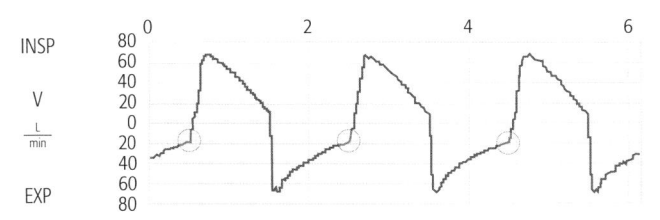

FIGURA 18   Gráfico fluxo x tempo: comportamento do gráfico identificando um quadro de autoPEEP.

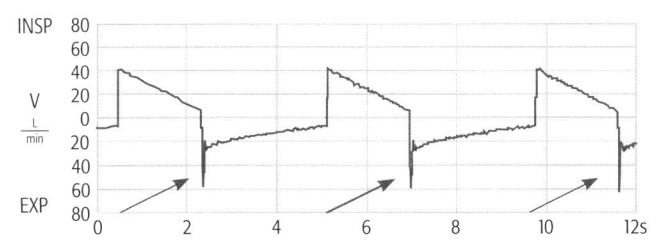

FIGURA 19   Gráfico fluxo x tempo: Comportamento do fluxo expiratório durante um quadro de exacerbação do mal asmático.

Identificação e correção de assincronias

- Disparo
- Fluxo
- Ciclagem

Assincronias de disparo (Tabela 3)

As assincronias de disparo podem ocorrer por diversos fatores, entre eles: disparo inefetivo, duplo disparo e autodisparo.

TABELA 3   Tipos de assincronia de disparo, suas causas e sugestão de correção

Assincronia de disparo	Causa	Correção
Disparo ineficaz	<ul><li>Ajuste inadequado da sensibilidade inspiratória;</li><li>Fraqueza muscular inspiratória;</li><li>AUTOPEEP;</li><li>Tempo inspiratório prolongado.</li></ul>	<ul><li>Ajuste correto da sensibilidade inspiratória. Sensibilidade a fluxo, é sempre mais fácil de ser atingida pelo paciente, quando comparada a sensibilidade a pressão. Ajustar para o valor mais sensível possível evitando-se, porém, o autodisparo;</li><li>Ajustar dose de sedação e ou BNM;</li><li>Corrigir autoPEEP;</li><li>Diminuir FR, em modos A/C;</li><li>Diminuir Tempo inspiratório de acordo com cada modo de ventilação (VCV, PCV e PSV)</li></ul>

(continua)

TABELA 3   Tipos de assincronia de disparo, suas causas e sugestão de correção
(*continuação*)

Assincronia de disparo	Causa	Correção
Duplo disparo	▪ Tempo inspiratório mecânico menor que o tempo inspiratório neural; ▪ Volume corrente insuficiente em VCV.	▪ Aumentar o tempo inspiratório de acordo com o modo ventilatório (VCV, PCV e PSV); ▪ Caso esteja em VCV, optar por outro modo com possibilidade de variação VC. (Ex. PCV); ▪ Aumentar a sedação e ou optar por BNM, principalmente na fase inicial da SDRA grave.
Disparo reverso	▪ Contração muscular involuntária, desencadeada pela insuflação do parênquima pulmonar.	▪ Diminuir sedação, BNM na fase inicial da SDRA grave.
Autodisparo	▪ Ajuste inadequado do nível de sensibilidade inspiratória. (Ajuste muito sensível); ▪ Vazamento; ▪ Água no circuito ventilatório; ▪ Transmissão das oscilações de fluxo e/ou pressões dos batimentos cardíacos.	▪ Ajuste do nível de sensibilidade inspiratória; ▪ Correção do vazamento; ▪ Retirada da água no circuito; ▪ Ajuste do nível de sensibilidade inspiratória.

Análise no gráfico: disparo ineficaz

Identifica-se que no gráfico fluxo × tempo, durante a fase exalatória, antes da curva chegar a linha zero, existe um deslocamento horizontal abrupto da curva de fluxo expiratório, como mostrado na figura 20.

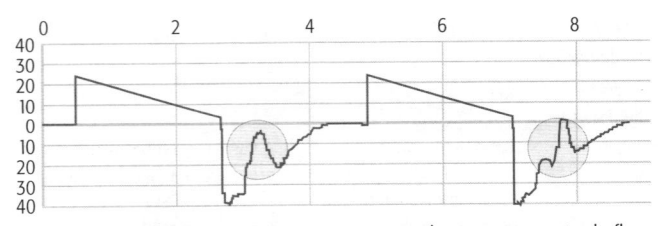

FIGURA 20 Gráfico fluxo x tempo: representação do comportamento do fluxo expiratório durante um quadro de assincronia de disparo ineficaz por causa de autoPEEP.

Já se o problema estiver relacionado ao ajuste inadequado da sensibilidade e ou a fraqueza muscular respiratória do paciente, a alteração da curva de fluxo, se dará com a curva exalatória já tocando a linha zero, como mostrado na figura abaixo (Figura 21).

Análise no gráfico: duplo disparo

O duplo disparo pode ser identificado analisando-se os gráficos de pressão × tempo e fluxo × tempo. Caracteriza-se pela inexistência de fase exalatória entre duas fases inspiratórias no gráfico de fluxo × tempo, e também pela depressão da curva de pressão no gráfico de pressão × tempo quando em ventilação por VCV (Figura 22).

Análise no gráfico: disparo reverso

O disparo reverso comporta-se exatamente igual a assincronia por duplo disparo quando analisado pelos gráficos convencionais dos ventiladores mecânicos. A única forma de se diferenciar o disparo reverso do duplo disparo é analisando a contração muscular inspiratória dos pacientes. No disparo reverso, mesmo estando o paciente com altas doses de BNM, existe uma contração muscular reflexa (Reflexo de Inflação Hering-Breuer), desencadeada pela distensão do parênquima pulmonar.

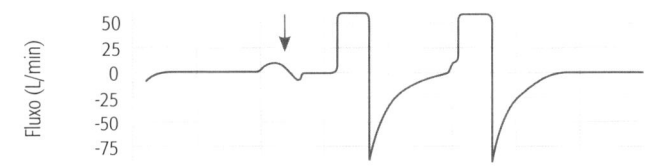

FIGURA 21   Gráfico de Fluxo x Tempo: Comportamento do gráfico durante episódio de assincronia de disparo inefetivo por ajuste inadequado da sensibilidade inspiratória.

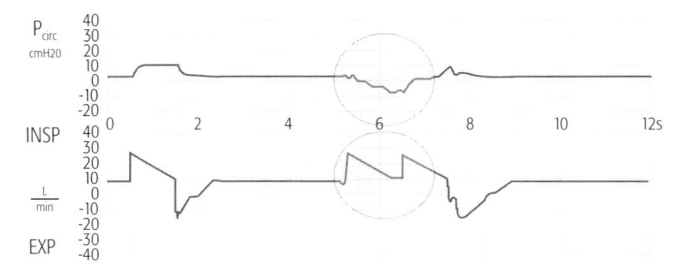

FIGURA 22   Gráficos de pressão x tempo (superior) e fluxo x tempo (inferior), mostrando o comportamento das curvas durante um episódio de assincronia de duplo disparo.

Análise no gráfico: autodisparo

O ventilador é disparado sem que haja esforço inspiratório do paciente. Neste caso, a frequência respiratória é maior que a ajustada, sem que os ciclos sejam precedidos de indicadores de esforço do paciente, ou seja, sem que exista queda da pressão de base antes do início da fase inspiratória (Figura 23).

Após isso, é preciso determinar a causa do autodisparo, e isso pode ser feito analisando os gráficos e ou *loops* de fluxo e de volume. Sempre que existir vazamento no sistema, o fluxo expiratório não ficará estável na linha zero após a expiração completa, o fluxo neste caso ficará positivo sem que se inicie a fase inspiratória, como mostrado na figura 24.

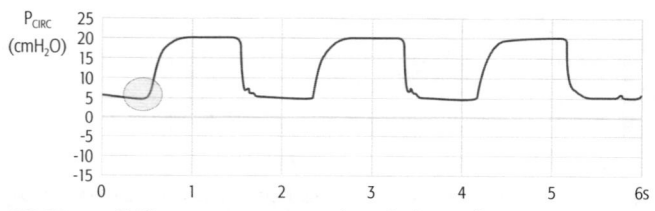

FIGURA 23   Gráfico pressão x tempo: assincronia de autodisparo.

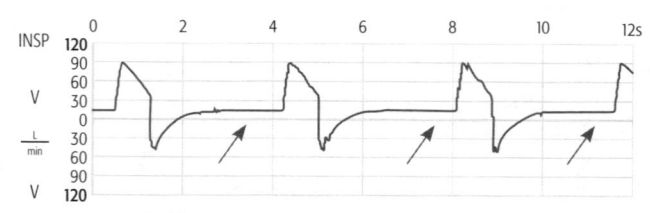

FIGURA 24   Gráfico fluxo x tempo: comportamento do gráfico durante assincronia de auto-disparo.

Outra forma de se confirmar se existe vazamento ou não no sistema, é analisar o gráfico de volume × tempo. Quando a onda expiratória da curva de volume não retornar a linha de base (PEEP), significa que o volume exalado, "se perdeu" antes de passar por dentro do ventilador mecânico, como mostrado na figura 25.

Assincronia de fluxo

Outras formas de assincronias de fluxo podem ocorrer por fluxo insuficiente ou excessivo.

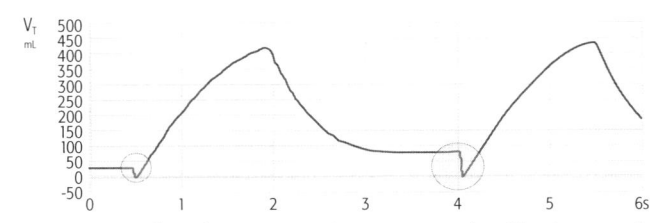

FIGURA 25   Gráfico Volume x Tempo: Comportamento do gráfico durante assincronia de autodisparo.

TABELA 4   Tipos de assincronia de fluxo, suas causas e possíveis correções.

Assincronia de Fluxo	Causa	Correção
Fluxo insuficiente	• Quando em VCV: Fluxo inspiratório muito baixo ou VC muito baixo; • Quando em PCV e PSV: Taxa de pressurização muito baixa, Tempo inspiratório muito baixo ou nível de pressão inspiratória muito baixo; • Alta demanda ventilatória / hiperexcitação do centro respiratório.	• Quando em VCV, inicialmente, aumentar o fluxo inspiratório e monitorar. Dependendo do nível ou do tempo de sofrimento por insuficiência de fluxo, aumentar o fluxo poderá exacerbar a assincronia e desencadear eventos de duplo disparo. Nesta situação, o indicado será aumentar o VC e ou mudar para PCV ou PSV. • Quando em PCV ou PSV, aumentar o tempo inspiratório, aumentar a taxa de pressurização e ou aumentar o nível de pressão inspiratória. • Diminuir a demanda ventilatória: controlando febre, dor, ansiedade e ou acidose metabólica.
Fluxo excessivo	• Quando em VCV: Fluxo inspiratório muito alto; • Quando em PCV e PSV: Taxa de pressurização muito alta.	• Quando em VCV: Diminuir o Fluxo inspiratório; • Quando em PCV e PSV: Diminuir a taxa de pressurização.

Análise no gráfico: fluxo insuficiente

A assincronia por fluxo insuficiente, pode ser identificado pela analise dos gráficos de pressão x tempo, durante a ventilação em VCV. Nesta situação a curva de pressão sofrerá uma forte deflexão, mesmo durante a fase inspiratória, como mostra a figura 26.

Já durante a ventilação em PCV, como a pressão inspiratória é fixa, o reflexo desta assincronia se manifestará através de duplo disparos (Figura 27).

Análise no gráfico: fluxo excessivo

No gráfico de pressão x tempo, o inicio da curva de pressão, ultrapassa a pressão inspiratória pré-determinada, gerando o chamado "overshooting de entrada" na curva de pressão. Como mostrado na figura 28.

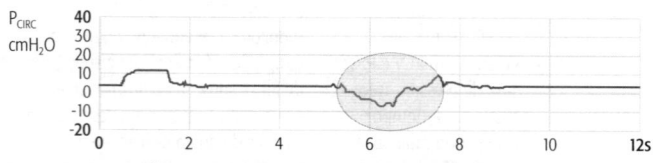

FIGURA 26   Gráfico pressão x tempo: comportamento do gráfico durante um episódio de assincronia de fluxo insuficiente.

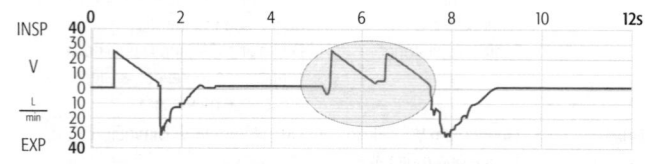

FIGURA 27   Gráfico fluxo x tempo: comportamento do gráfico durante um episódio de assincronia duplo disparo desencadeado pelo ajuste inadequado da velocidade de pressurização. Fluxo inspiratório insuficiente.

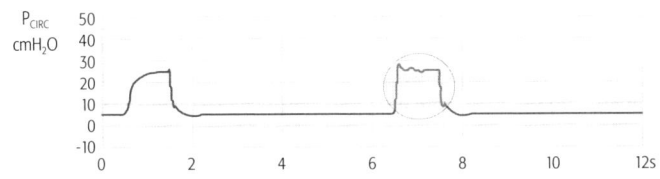

FIGURA 28   Gráfico pressão x tempo: comportamento do gráfico durante um episódio de assincronia por fluxo inspiratório excessivo.

Assincronia de ciclagem

As assincronias de ciclagem também podem ser tardias ou precoces.

TABELA 5   Tipos de assincronias de ciclagem, suas causas e possíveis correções.

Assincronia de Ciclagem	Causa	Correção
Ciclagem precoce	▪ Tempo inspiratório mecânico menor que o tempo inspiratório neural; ▪ Mecânica ventilatória com padrão restritivo;	▪ Quando em VCV: Aumentar o tempo inspiratório, diminuindo o fluxo inspiratório e ou amentar o VC; ▪ Quando em PCV: Aumentar o tempo inspiratório; ▪ Quando em PSV: Aumentar o tempo inspiratório, diminuindo a porcentagem do critério de ciclagem da PSV;
Ciclagem tardia	▪ Tempo inspiratório mecânico maior que tempo inspiratório neural; ▪ Mecânica ventilatória com padrão obstrutivo;	▪ Quando em VCV: Diminuir o tempo inspiratório, aumentando o Fluxo inspiratório; ▪ Quando em PCV: Diminuir o tempo inspiratório ▪ Quando em PSV: Diminuir o tempo inspiratório, aumentando a porcentagem de ciclagem, reduzir o nível de OS, ou aumentar a taxa de pressurização.

Análise no gráfico: ciclagem precoce

A ciclagem precoce, também é caracterizada graficamente, pelo duplo disparo. Isso porque, a fase inspiratória do ciclo é finalizada antes da vontade do paciente, que continua a sua contração muscular inspiratória e desencadeia uma outra fase inspiratória antes que a fase expiratória do primeiro ciclo se inicie (Figura 29).

Análise no gráfico: ciclagem tardia

Graficamente a ciclagem tardia, é caracterizada pela elevação da pressão inspiratória, no gráfico pressão x tempo, antes da ciclagem. Isso porque, nesta situação o paciente já finalizou seu tempo inspiratório (tempo neural), e o ventilador ainda mantem-se na fase inspiratória (tempo mecânico), e com isso o paciente inicia uma contração ativa dos músculos expiratórios, gerando um choque entre o fluxo inspiratório do ventilador e o fluxo expiratório do paciente, gerando o chamado "overshooting final" da curva de pressão. Como mostrado na Figura 30.

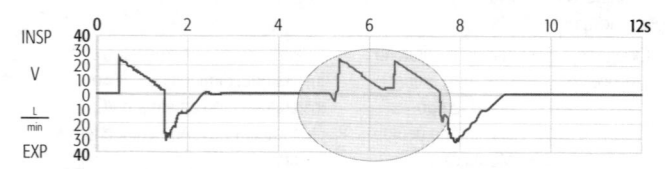

FIGURA 29 Gráfico fluxo x volume: comportamento do gráfico durante um episódio de assincronia duplo disparo, desencadeado por ajuste inadequado da ciclagem. Ciclagem precoce.

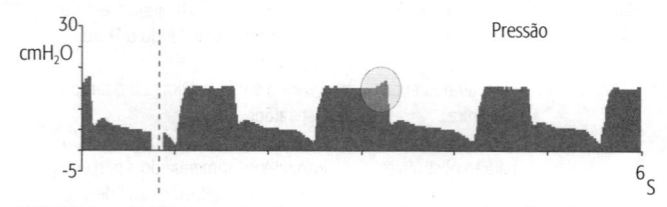

FIGURA 30 Gráfico pressão x tempo: comportamento do gráfico durante um episódio de assincronia de ciclagem tardia.

CONSIDERAÇÕES FINAIS

Vimos neste capítulo que muitas são as formas de interpretação de gráficos para que o especialista possa verificar a normalidade e a aceitação do paciente em ventilação artificial, além de poder verificar as assincronias, dificuldades do paciente e alterações decorrentes de uma ventilação inadequada. Os gráficos são a forma mais simples para a detecção precoce de problemas e encontro de soluções para maior conforto do paciente e desmame adequado.

BIBLIOGRAFIA

Amato MBP, Barbas CSV, Bonassa J, Saldiva PHN, Zin WA, Carvalho CRR. Volume-Assured Pressure Support Ventilation (VAPSV). A New Approach for Reducing Muscle Workload during Acute Respiratory Failure. Chest 1992; 102 (4):1225-34.

Amato MBP, Barbas CSV, Medeiros DM, Magaldi RB, Schettino GPP, Lorenzi-Filho G et al. Effect of protective- ventilation strategy on mortality in the ARDS. N Engl J Med 1998; 338(6):347-54.

Amendola, LFP. Estudo da mecânica respiratória em pacientes submetidos à ventilação mecânica na Unidade de Pacientes Graves do Instituto Fernandes Figueira.[Dissertação de Mestrado] – Pós-Graduação em Saúde Materno Infantil. Instituto Fernandes Figueira, Fundação Oswaldo Cruz; 2006

American Thoracic Society / European Respiratory Society. Respiratory Mechanics in Infants: Physiologic Evaluation in Health and Disease. Am Rev Respir Dis 1993;147:474-96.

Bigatello LM, Davignin KR, Stelfox HT. Respiratory mechanics and ventilator waveforms in the patient with acute lung injury. Respir Care 2005; 50(2):235-45.

Blanch L, Bernabé F, Lucangelo U. Measurement of air trapping, intrinsic positive end-expiratory pressure, and dynamic hyperinflation in mechanically ventilated patients. Respir Care 2005; 50(1):110-23.

Bhutani VK, Sivieri EM, Abasi S. Evaluation of Pulmonary function in the neonate. In: Fetal and neonatal physiology. Polin RA, Fox WW. Editors. 1998. pp.1143 – 64, Philadelphia: Saunders Company.

Bhutani VK, Sivieri EM. Physiologic bedside assessment of pulmonary graphics. In: Pulmonary Graphics: Basis of Clinical Application. In: Neonatal and

Pediatric Pulmonary Graphics: Principles and Clinical Applications. Armonk: Futura; 1998. p. 57-79s

Donn SM, Hagus CK. Pulmonary Graphics: Basis of Clinical application. In: Neonatal and Pediatric Pulmonary Graphics: Principles and Clinical Applications. Armonk: Futura; 1998. p. 81-127.

Gattinoni L, Pesenti A, Avalli L, Rossi F, Bombino M. Pressure-volume curve of total respiratory system in acute respiratory failure. Computed tomographic scan study Am Rev Respir Dis. 1987 Sep;136(3):730-6.

Joyner Jr, RL. Basics of Ventilator Graphics.2004. http://www.salisbury.edu/health-scl/RESP/ Classes/RLJoyner/Springer/RESP321/BVG.htm

Iotti GA, Braschi A. Monitorização da mecânica respiratória. São Paulo:Atheneu; 2004.

Lucangelo U, Bernabé F, Blanch L. Respiratory mechanics derived from signals in the ventilator circuit. Respir Care 2005; 50(1):55-65.

Marini JJ, What derived variables should be monitored during mechanical ventilation? Respir Care 1992 Sep; 37(9):1097-107.

Novametrix Products. http://www.novametrix.com (acessado em 03/2005).

Ramírez JB. Respiratory function monitoring: curves of pressure, volume and flow. An Pediatr (Barc). 2003; 59(3)264-77.

Rocco PRM, Zin WA. Aspectos Fisiológicos da Aerodinâmica dos tubos Endotraqueais. In: Tavares P, editor. Atualizações em Fisiologia – Respiração. Rio de Janeiro: Cultura Médica; 1991.

Terragni PP, Rosboch GL, Lisi A, Viale AG, Ranieri VM. How respiratory system mechanics may help in minimising ventilator-induced lung injury in ARDS patients. Eur Respir J Suppl. 2003 Aug;42: 15s-21s. Review.

Marcos Cesar Ramos Mello
Alessandra Cristina Marques dos Santos

INTRODUÇÃO

A terapia de alto fluxo têm conquistado uma aceitação cada vez maior, é amplamente utilizada para auxiliar pacientes em todas as faixas etárias, desde os neonatos prematuros até os adultos. É uma modalidade de apoio respiratório não invasivo que fornece, através de uma cânula nasal de alto fluxo (CNAF), uma mistura de gases totalmente condicionada, com temperatura de 31 a 37 °C, contendo 44 mg de H_2O/L (100% de umidade relativa), com uma FiO_2 variando de 21 a 100% e com fluxo de até 60 L/min.

A terapia de alto fluxo tem sido utilizada como suporte respiratório nos casos de IRpA do tipo I hipoxêmica ou tipo II hipercápnica, nos casos de apneia em prematuros, síndrome do desconforto respiratório e doença pulmonar crônica, além da retirada da assistência respiratória, como ventilação mecânica invasiva e não invasiva.

Quando o sistema CNAF é utilizado, o gás fresco ocupa rapidamente a cavidade nasal e a faringe elimina o gás rico em CO_2 do espaço morto da nasofaringe. Isso equivale a usar o espaço morto anatômico da nasofaringe como reservatório de gás fresco, reduzindo a reinalação e diminuindo efetivamente a contribuição do espaço morto anatômico para a ineficiência respiratória.

A administração de gás aquecido e umidificado tem sido associada a melhor tolerância e conforto e melhora da função mucociliar, o que aumenta a remoção de muco e previne a formação de atelectasias. A inalação do gás aquecido e umidificado previne o ressecamento das secreções respiratórias, diminui a dispneia e a sensação de secura orofaríngea, além de ter efeitos potencialmente salutares sobre a função do aparelho mucociliar.

A indicação da terapia com cateter de alto fluxo pode se basear em diagnóstico e/ou sintomas

O paciente deve estar:

- Respirando espontaneamente.
- Alerta e consciente.
- Em condições de proteger as vias aéreas.
- Hemodinamicamente estável.

SINAIS E SINTOMAS

Pacientes apresentando um ou mais dos seguintes itens podem ser candidatos:

- Dispneia.
- Intolerância a VNI.
- Hipercapnia.
- Hipoxemia refratária.
- Aumento do trabalho cardíaco.
- Aumento do trabalho respiratório.

DIAGNÓSTICO

As seguintes condições podem se beneficiar do uso do CNAF:

- Pneumonia.
- Bronquite.
- Exacerbação aguda da doença pulmonar obstrutiva crônica (DPOC).
- Insuficiência cardíaca congestiva (ICC) leve ou moderada.
- Asma.
- Bronquiolite.
- Pré-transplante cardíaco.
- Pacientes com desmame difícil da VM.
- Insuficiência respiratória aguda (IRpA).
- Pacientes em cuidados paliativos.
- Pacientes cirúrgicos pós-extubação.

CONTRAINDICAÇÕES

- IRpA grave.
- Lesão de face que impeça a adaptação da terapia.
- Cirurgias que cursem com a utilização de tampão nasal.
- Rebaixamento do nível de consciência.
- Instabilidade hemodinâmica.
- Incapacidade de proteger via aérea.

APLICAÇÕES CLÍNICAS DA CÂNULA NASAL DE ALTO FLUXO

Ao iniciar uma terapia de alto fluxo, deve-se ajustar a temperatura do gás, FiO_2 e taxa de fluxo.

Configurar a temperatura em aproximadamente 1 a 2 ºC abaixo da temperatura ou conforme o necessário para o conforto do paciente.

Iniciar normalmente a terapia de alto fluxo com uma FiO_2 de 60% nos pacientes com hipoxemia.

A escolha da taxa de fluxo de gás é estabelecida com base no tamanho do paciente e na magnitude percebida com relação ao apoio respiratório necessário.

Em termos gerais, o adulto e os pacientes mais dispneicos exigirão fluxos maiores. Não há um consenso com relação ao fluxo ideal da CNAF. Alguns autores relatam o uso de protocolos com base no peso, como 1 ou 2 L/kg/min. Um pequeno apoio pode ser fornecido inicialmente com 0,5 a 1 L/kg/min e um aumento do fluxo até 1,5 a 2 L/kg/min.

Na prática, um neonato pode ter a CNAF iniciada com fluxos de 4 a 5 L/min, ao passo que uma criança começa com um fluxo de 5 a 15 L/min (Tabela 1). Taxas de fluxo iniciais de 50 L/min foram usadas em estudos prospectivos em adultos gravemente doentes e podem ser razoáveis para pacientes adultos em geral.

TABELA 1   Fluxos iniciais típicos para início do uso da cânula nasal de alto fluxo (CNFA) e faixas clínicas de fluxo de acordo com faixa etária e tamanho

Idade	Peso	Cânula	Fluxo inicial típico	Faixa de fluxo típica
0 a 30 dias	≤ 4 kg	Neonato	4 a 5 L/min	2 a 8 L/min
1 mês a 1 ano	4 a 10 kg	Bebê	4 a 10 L/min	2 a 20 L/min
1 a 6 anos	10 a 20 kg	Pediátrica pequena	5 a 15 L/min	5 a 30 L/min
6 a 12 anos	20 a 40 kg	Pediátrica	10 a 20 L/min	5 a 40 L/min
> 12 anos	> 40 kg	Pediátrica grande/adulto	20 a 30 L/min	5 a 50 L/min

CONCLUSÃO

A terapia de alto fluxo pode ser utilizada como uma opção terapêutica segura e vantajosa nos casos de pacientes com insuficiência respiratória, leve a moderada e nos casos de pacientes com hipoxemia e hipercapnia em diferentes condições, tanto em neonatos, crianças e adultos. No geral, quando comparada com outras formas de tratamento, como oxigenoterapia convencional e ventilação mecânica não invasiva; mostrou resultados vantajosos, como melhora nos índices de oxigenação, PaO_2, SaO_2, PaO_2/FiO_2, diminuição da dispneia, da frequência respiratória (FR) e da frequência cardíaca (FC). Também evita o ressecamento das vias aéreas superiores, proporcionando melhora do conforto e da tolerância do paciente. Além desses benefícios, esteve associada a menos dias de internação hospitalar e menores taxas de mortalidade.

BIBLIOGRAFIA

Bastola P, Spoletini G, Hill NS. High-flow nasal oxygen versus noninvasive ventilation for hypoxemic respiratory failure: Do we know enough? Ann Thorac Med. 2016;11(3):163-6.

Coudroy R, Jamet A, Petua P, Robert R, Frat J-P, Thille AW. High-flow nasal cannula oxygen therapy versus noninvasive ventilation in immunocompromised patients with acute respiratory failure: an observational cohort study. Ann Intensive Care. 2016;6(1):45.

Cuquemelle E, Pham T, Papon J-F, Louis B, Danin P-E, Brochard L. Heated and humidified high-flow oxygen therapy reduces discomfort during hypoxemic respiratory failure. Respir Care. 2012;57(10):1571-7.

Frat J-P, Brugiere B, Ragot S, Chatellier D, Veinstein A, Goudet V, et al. Sequential application of oxygen therapy via high-flow nasal cannula and noninvasive ventilation in acute respiratory failure: an observational pilot study. Respir Care. 2015 Feb 1;60(2):170-8.

Frat J-P, Thille AW, Mercat A, Girault C, Ragot S, Perbet S, et al. HighFlow Oxygen through Nasal Cannula in Acute Hypoxemic Respiratory Failure. N Engl J Med. 2015;372(23):2185-96.

Itagaki T, Okuda N, Tsunano Y, Kohata H, Nakataki E, Onodera M, et al. Effect of high-flow nasal cannula on thoraco-abdominal synchrony in adult critically ill patients. Respir Care. 2014;59(1):70-4.

Jones PG, Kamona S, Doran O, Sawtell F, Wilsher M. Randomized Controlled Trial of Humidified High-Flow Nasal Oxygen for Acute Respiratory Distress in the Emergency Department: The HOT-ER Study. Respir Care. 2016;61(3):291-9.

Kim TH, Hwang SO, Cha YS, Kim OH, Lee KH, Kim H, Cha KC. The utility of noninvasive nasal positive pressure ventilators for optimizing oxygenation during rapid sequence intubation. Am J Emerg Med. 2016;34(8):1627-30.

Lemiale V, Mokart D, Mayaux J, Lambert J, Rabbat A, Demoule A, et al. The effects of a 2-h trial of high-flow oxygen by nasal cannula versus Venturi mask in immunocompromised patients with hypoxemic acute respiratory failure: a multicenter randomized trial. Crit Care. 2015;19(1):380.

Levy SD, Alladina JW, Hibbert KA, Harris RS, Bajwa EK, Hess DR. Highflow oxygen therapy and other inhaled therapies in intensive care units. Lancet. 2016;387(10030):1867-78.

Nishimura M. High-Flow Nasal Cannula Oxygen Therapy in Adults: Physiological Benefits, Indication, Clinical Benefits, and Adverse Effects. Respir Care. 2016;61(4):529-41.

Novaes MAFP, Knobel E, Bork A, Pavão O, Martins L, Ferraz M. Stressors in ICU: Perception of the patient , relatives and health care team. Intensive Care Med. 1999;25:1421-6.

Roca O, Hernández G, Díaz-Lobato S, Carratalá JM, Gutiérrez RM, Masclans JR. Current evidence for the effectiveness of heated and humidified high flow nasal cannula supportive therapy in adult patients with respiratory failure. Crit Care. 2016;20(1):109.

Rittayamai N, Tscheikuna J, Praphruetkit N, Kijpinyochai S. Use of High Flow Nasal Cannula for Acute Dyspnea and Hypoxemia in the Emergency Department. Respir Care. 2015;60(10):1377-82.

Schwabbauer N, Berg B, Blumenstock G, Haap M, Hetzel J, Riessen R. Nasal high-flow oxygen therapy in patients with hypoxic respiratory failure: effect on functional and subjective respiratory parameters compared to conventional oxygen therapy and non-invasive ventilation (NIV). BMC Anesthesiol. 2014;14:66.

Slain KN, Shein SL e Rotta AT et al. The use of high-flow nasal cannula in the pediatric emergency department. J Pediatr. 2017;93 (Suppl 1):36-45.

Sztrymf B, Messika J, Bertrand F, Hurel D, Leon R, Dreyfuss D, et al. Beneficial effects of humidified high flow nasal oxygen in critical care patients: A prospective pilot study. Intensive Care Med. 2011;37(11):1780-6.

Lara Poletto Couto

INTRODUÇÃO

Os modos convencionais de ventilação mecânica (VM) apresentam limitações. Pelo fato de a variável de controle ser fixa enquanto o paciente não possui demanda fixa, a partir do momento que os níveis de sedação forem reduzidos para que o paciente recobre seu *drive* respiratório, começa a haver uma disparidade entre o que o ventilador oferta e o que o paciente necessita, provocando diversos tipos de assincronia entre o paciente e o ventilador. Nessa situação o paciente sempre sai prejudicado, pois as assincronias apresentam consequências como: diminuição da efetividade no desmame e extubação, aumento do tempo de intubação, aumento da permanência na UTI e consequente aumento do risco de infecção, da morbimortalidade e dos custos.

Esse cenário motivou a busca por novas tecnologias que visam a ofertar melhoras, pois os modos convencionais potencialmente poderiam falhar. Esses modos são classificados como modos avançados de VM e podem ser divididos em quatro grupos: duais, mandatórios de sincronia paciente-ventilador, espontâneos de sincronia paciente-ventilador e de desmame automático.

Os modos duais, também conhecidos como modos de duplo controle, visam a permitir o ajuste concomitante de volume e pressão.

Os que visam ao volume corrente mandatório e à pressão são o PRVC, *autoflow* e VC+. Os que visam ao volume corrente espontâneo são VS, VTPS e VAPS. Os que visam ao volume-minuto são: MMV e ASV.

Os modos que visam a incrementar a sincronia paciente-ventilador podem ser mandatórios e/ou espontâneos. Os modos mandatórios que permitem espontaneidades são: ventilação com pressão positiva bifásica (com relação I:E normal) ou APRV (com relação I:E invertida).

Já os modos de sincronia em espontânea são: PPS (PAV), PAV PLUS e o NAVA.

Os modos de desmame automático visam a otimizar o desmame e são SmartCare e ASV-Intelivent.

Alguns desses modos são ofertados por diversas marcas e modelos de ventiladores, e alguns dos nomes são patenteados, podendo haver algumas diferenças no funcionamento entre eles. Já alguns modos são exclusivos de algumas marcas. Pode haver algumas variações entre as marcas de ventiladores mecânicos. Para saber detalhes com exatidão sobre o equipamento que está disponível na UTI, verificar o manual do equipamento.

Nesse capítulo serão apresentadas as principais características dos modos avançados, as marcas disponíveis e as diferenças de funcionamento entre si, quando houver modos similares, com exceção dos modos PAV(PPS) e PAV PLUS que possuem um capítulo dedicado.

MODOS DUAIS DE VENTILAÇÃO MECÂNICA

Os modos duais de VM visam a controlar o volume pela regulagem automática da pressão. Devem ser informados o volume-alvo, o limite de pressão inspiratória e a pressão positiva expiratória final (PEEP), para determinar a faixa pressórica que poderá variar em busca do volume desejado.

Esses modos funcionam por retroalimentação, também chamados modos de alça fechada ou *closed-loop*: o ventilador verifica as respostas obtidas de um ajuste e é capaz de corrigi-lo automaticamente de maneira a atingir e manter o objetivo, o volume programado. Conforme a mecânica pulmonar se altera, a resposta a um ajuste se altera e deve ser corrigido para manter o objetivo. Por exemplo, quando o ventilador envia um valor X de pressão e atinge o volume-alvo, seguirá enviando essa pressão até que o volume varie. Se a complacência pulmonar aumentar, a resposta será um volume maior para o mesmo valor de pressão. Ao detectar o volume maior que o alvo, o ventilador reduzirá a pressão em pequenos deltas (normalmente de 3 em 3 cmH$_2$O) até atingir o volume-alvo novamente, desde que o novo valor de pressão esteja dentro da sua faixa de trabalho (em geral, pressão máxima inspiratória é o valor do limite de pressão menos 5 cmH$_2$O e o valor mínimo de pressão inspiratória é a PEEP mais 2 cmH$_2$O). Para a diminuição da complacência seria o inverso (Figura 1).

Esses modos não devem ser usados na presença de vazamentos no sistema.

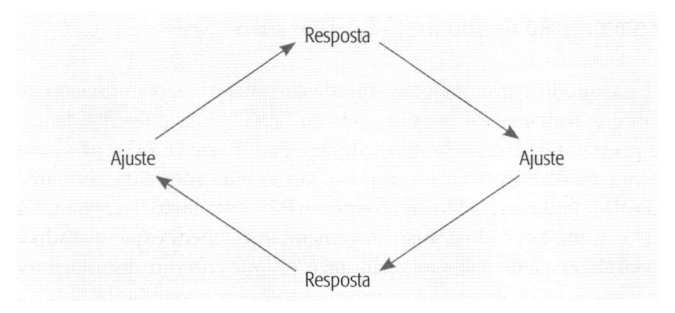

FIGURA 1   Modos de alça-fechada, retroalimentação ou *closed-loop*

Fonte: Figura do autor

Modos duais com volume corrente mandatório: pressão regulada com volume controlado: PRVC, *autoflow*, VC+

O nome mais comum para esse modo, que é utilizado por diversas marcas de ventiladores é pressão regulada com volume controlado (PRVC). O PRVC pode combinar ciclos controlados, assistidos e espontâneos e é um modo ciclado a tempo e limitado à pressão. No modo PRVC, ajusta-se o volume corrente.

São vantagens do PRVC: fluxo é livre, pode ser usado em A/C e SIMV com PSV, envia pressões menores por retroalimentação automática do algoritmo, combina vantagens do modo pressórico (fluxo livre) com vantagens do modo volumétrico (volume garantido), melhora o conforto e diminui a sedação.

Como desvantagens podem ocorrer elevados níveis de pressão inspiratória e aumento do tempo inspiratório se os valores do ventilador não forem bem ajustados.

Autoflow é o nome comercial da marca Drager e VC+ é o nome comercial da marca Puritan Bennett/Medtronic.

Modos duais com volume corrente espontâneo: volume-alvo com pressão de suporte: VS, VTPS, VAPS

O modo espontâneo de volume corrente-alvo, com pressão de suporte regulada, é o mesmo modo do PRVC com a diferença de que a pressão regulada pelo ventilador é a de suporte (PSV) e não existem ciclos controlados e assistidos, sendo indicados para desmame da VM. Podem ser classificados como PSV com fluxo livre, garantia de volume e ciclado a fluxo. A principal vantagem é que quando a complacência do paciente melhora, o volume corrente diminui para o mesmo valor de pressão e automaticamente o ventilador reduz a pressão de suporte para garantir o volume-alvo. Esses modos de pressão de suporte com volume-alvo também podem ser chamados volume suporte VS, VTPS e VAPS. Devem-se observar os seguintes pontos de atenção ao utilizar esse modo:

- Ter objetivos claros com o paciente.
- Ter cuidado para não prolongar o desmame.
- Interpretar corretamente alterações de entrega do ventilador sempre tendo em mente a mecânica pulmonar.
- Conferir as particularidades de funcionamento do ventilador em uso.

Modos duais com volume minuto: ventilação mandatória minuto: MMV e ASV

São modos similares ao PRVC, porém em vez de objetivar o volume corrente, objetivam o volume minuto, lembrando que o volume minuto (V_{min}) é o produto do volume corrente (Vt) pela frequência respiratória (f):

$$V_{min} = Vcorrente \times f$$

Ao ajustar o V_{min} adequado à demanda metabólica do paciente e levando em consideração a mecânica pulmonar, o ventilador vai buscar a melhor interação entre volume corrente e frequência respiratória que resulte no V_{min} desejado.

A frequência respiratória pode ser realizada:

- Somente pelo ventilador: quando o paciente não tem *drive* respiratório e/ou está sedado, por exemplo. Nesse momento o paciente necessita que o ventilador realize a frequência respiratória e o suporte pressórico necessário para que obtenha o V_{min}-alvo.
  - O paciente recebe a frequência respiratória mandatória e pressão controlada (ciclada a tempo) regulada pelo ventilador, de maneira a obter o volume-alvo.

- Parcialmente pelo ventilador e pelo paciente: quando o paciente apresenta *drive* respiratório, mas ainda não consegue realizar frequência respiratória suficiente. Nesse momento, o paciente necessita de ajuda em frequência e em suporte pressórico para atingir o V_{min} necessário.
  - O paciente realiza frequência respiratória espontânea, em que recebe pressão de suporte (ciclada a fluxo) regulada pelo ventilador, objetivando obter o volume-alvo, porém, como ainda não é capaz de realizar isso sozinho, o ventilador complementa da seguinte forma:
    - O paciente recebe a frequência respiratória mandatória e pressão controlada (ciclada a tempo) regulada pelo ventilador de maneira a obter o volume-alvo.
- Somente pelo paciente: que agora possui *drive* e é capaz de gerar frequência respiratória adequada, porém ainda necessita de suporte pressórico para atingir o V_{min} necessário.
  - O paciente realiza FR espontânea, em que recebe pressão de suporte (ciclada a fluxo) regulada pelo ventilador de maneira a obter o volume-alvo.

Observação: no momento em que o paciente gerar frequência respiratória adequada e contração diafragmática capaz não somente de disparar o ventilador, mas também de obter volume corrente e V_{min} adequados, ele deve ser extubado.

Dessa forma, o paciente pode respirar espontaneamente e contribuir para atingir o V_{min} total. A diferença entre o V_{min} pré-ajustado e o V_{min} do paciente é compensada por ciclos mandatórios. Se a ventilação espontânea excede o V_{min} programado, as ventilações mandatórias deixam de ser enviadas, podendo até zerar a frequência. À medida que a mecânica pulmonar melhora, o modo automaticamente baixa os níveis pressóricos.

Portanto, o modo pode atender o paciente desde a intubação até a extubação. Mas vale lembrar que o profissional da saúde é que deve identificar o momento de realizar o teste de respiração e avaliar se está apto para ser extubado.

- Vantagem: ajusta automaticamente o suporte ventilatório, evitando reduções do V_{min} decorrentes de alterações da mecânica respiratória ou do esforço do paciente.
- Desvantagem: se o paciente não realizar ventilações espontâneas, funciona como um modo controlado.

MMV é o modo da marca Drager e ASV é o modo da marca Hamilton.

VENTILAÇÃO SINCRÔNICA MANDATÓRIA: BIFÁSICA E APRV

São modos invasivos de VM (não confundir com ventilação não invasiva [VNI]), controlados por pressão que permitem a combinação de ciclos:

- Controlados: disparo e ciclagem por tempo.
- Assistidos: disparo pelo *trigger* de fluxo ou pressão e ciclagem por tempo.
- Espontâneos: disparo pelo *trigger* de fluxo ou pressão e ciclagem por fluxo.

A diferença desses modos com a ventilação controlada por pressão convencional é que os ciclos espontâneos podem entrar tanto na janela inspiratória quanto na janela expiratória pela ação de uma válvula expiratória ativa. Assim, os níveis de pressão controlada (PEEP e pressão inspiratória) funcionam como se fossem dois níveis de PEEP que se intercalam, uma mais baixa (PEEP) e outra mais alta (pressão inspiratória) (Figura 2).

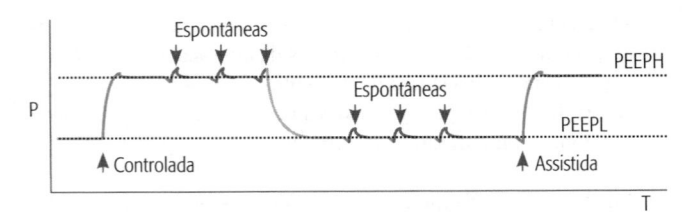

FIGURA 2 Combinação de ciclos controlados, assistidos e espontâneos, onde os ciclos espontâneos podem entrar na janela inspiratória e expiratória

Fonte: Figura editada pelo autor a partir de imagens obtidas em: https://www.researchgate.net/figure/TYPICAL-PRESSURE-WAVEFORM-OF-APRV_fig1_228503315

São ajustes desse modo:

- PEEPH ou alta: é o ajuste de PEEP mais alta que tem função de melhorar o volume corrente pelo gradiente de pressão.
- PEEPL ou baixa: é o ajuste da PEEP convencional, cuja função é melhorar a capacidade residual funcional e trocas gasosas.
- Pressão de suporte: é o ajuste da PSV convencional.
- Tempo inspiratório ou relação I:E
- Limite de pressão, frequência respiratória, disparo por fluxo ou pressão, porcentagem do pico de fluxo para ciclagem da pressão de suporte, PEEP, FiO_2 e rampa de subida (*rise time* ou *slope*).

Existem algumas formas de funcionamento quanto às pressões ajustadas:

- Ajuste de duas pressões: existem ventiladores que permitem somente os ajustes de PEEPH e PEEPL e se o paciente realizar ventilações espontâneas, entrará CPAP nos dois níveis (Figura 3).
- Ajuste de três pressões: existem ventiladores que permitem ajuste de três pressões, PEEPH, PEEPL e PSV. Na janela expiratória sempre

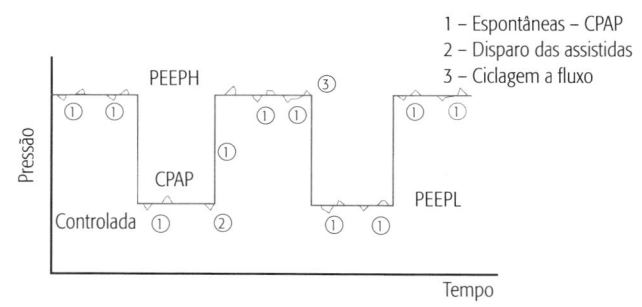

FIGURA 3   Ajuste de PEEPH e PEEPL que permite ventilações espontâneas de CPAP em ambos os níveis.

Fonte: figura editada pelo autor a partir de imagens obtidas em: https://www.researchgate.net/figure/Pressure-time-curve-for-APRV-P-high-is-the-high-CPAP-P-low-is-the-low-CPAP-T_fig1_227860541.

entrará a PSV. Já na janela inspiratória há variações, alguns equipamentos fazem somente CPAP, outros podem oferecer um delta pressórico acima da PEEP inicial ou de base, caso PEEPL + PSV > PEEPH. Ainda existem ventiladores que na janela expiratória entregam PSV + PEEPL e na janela inspiratória, PSV + PEEPH, sendo necessário prestar atenção ao ajustar para evitar picos de pressão altos e estar sempre com o limite pressórico bem ajustado (Figura 4).

- Ajuste de quatro pressões: existem ventiladores que permitem o ajuste de quatro pressões, PEEPH e PSV sobre PEEPH, PEEPL e PSV sobre a PEEPL (Figura 5).

Outro diferencial do modo é a transição da PEEPH para a PEEPL. Se o paciente não fizer ventilações espontâneas na PEEPH, esta ciclará pelo tempo, mantendo a característica dos ciclos mandatórios. Entretanto, se o paciente fizer uma ventilação espontânea próxima ao tempo da ciclagem, o ventilador pode fazer ou não a sincronização da ciclagem:

Pressão de suporte a 15 PSV + 5 PEEPL = 20 cmH$_2$O (Pressão da inspiração espontânea)

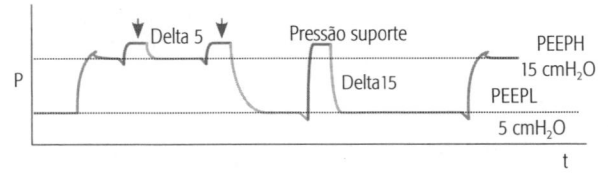

FIGURA 4   Ajuste de três pressões: PEEPH = 15 cmH$_2$O, PEEPL = 5 cmH$_2$O e PSV = 15 cmH$_2$O, que somada à PEEPL dá um total de 20 cmH$_2$O, ofertando um delta pressórico de 15 cmH$_2$O sobre PEEPL e um delta de 5 cmH$_2$O sobre PEEPH

Fonte: figura editada pelo autor a partir de imagens obtidas em: https://www.researchgate.net/figure/Pressure-time-curve-for-APRV-P-high-is-the-high-CPAP-P-low-is-the-low-CPAP-T

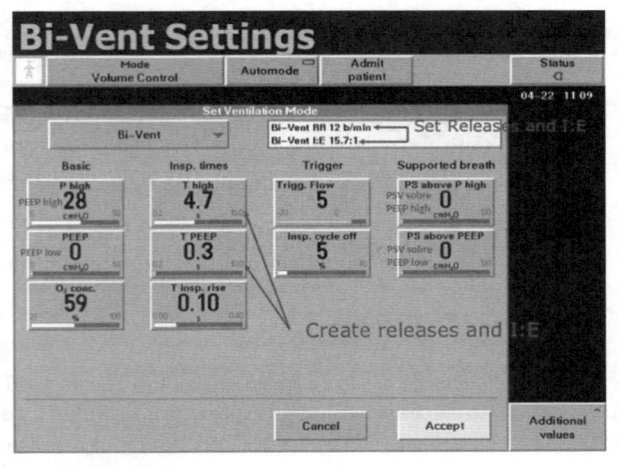

FIGURA 5   Ajuste de quatro pressões

Fonte: figura editada pelo autor a partir de imagens obtidas em: https://www.youtube.com/watch?-v=yW-S2ZGLRqs.

- Ventilador não faz sincronização da ciclagem: não respeita a ventilação espontânea solicitada pelo paciente e cicla pelo tempo das mandatórias. Nesse caso, a janela de tempos será fixa, porém pode ocorrer assincronia de ciclagem. Quando o ventilador não faz transição de ciclagem, pode continuar havendo assincronia e, dessa forma, a percepção de benefícios com o modo será menor ou até mesmo inexistente.

- Ventilador faz a sincronização da ciclagem: o ventilador escolhe se a transição da PEEPH para a PEEPL será por tempo das ventilações mandatórias ou pelo fluxo das ventilações espontâneas. Em outras palavras, se o paciente não requisitar uma ventilação espontânea no nível superior de pressão, o ventilador simplesmente cicla no tempo das ventilações mandatórias. Entretanto, se o paciente solicitar uma ventilação espontânea no final da pressão superior, o ventilador oferece a ventilação espontânea e cicla de acordo com seu critério de fluxo. Nesse caso, as janelas de tempo podem ser mudadas com o objetivo de prevalecer a sincronia da ciclagem, havendo grande percepção da melhora das interações entre o paciente e o ventilador (Figura 6).

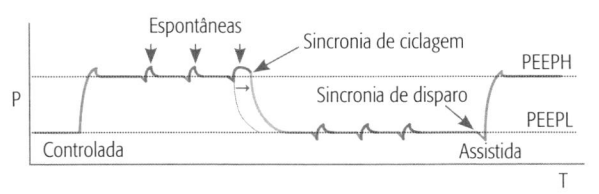

FIGURA 6   Sincronização de ciclagem: se o paciente não realizar esforço inspiratório, a PEEPH cicla pelo tempo (linha superior). Entretanto, como o paciente fez esforço, o ventilador permitiu o disparo de uma ventilação espontânea e ciclou pela porcentagem do pico de fluxo, que é o critério de ciclagem das ventilações espontâneas (linha inferior). O modo bifásico sincroniza o disparo das ventilações assistidas e espontâneas.

Fonte: figura editada pelo autor a partir de imagens obtidas em: https://www.researchgate.net/figure/TYPICAL-PRESSURE-WAVEFORM-OF-APRV_fig1_228503315.

Ventilação com pressão positiva bifásica: *bilevel*, BIPAP, BiNível, DuoPap, Bi-Vent, BPRV, Biphasic

A ventilação sincrônica mandatória do tipo pressão positiva bifásica possui as características de funcionamento já explicadas, com a relação I:E normal. É indicada quando for necessário ofertar uma opção de ventilação pressórica com ciclos controlados, assistidos e espontâneos que ofereça maior sincronia paciente-ventilador.

As potenciais vantagens são:

- Oferece a segurança das incursões controladas e assistidas à pressão.
- Oferece o conforto das incursões espontâneas em qualquer momento do ciclo.
- Pode ser usada da intubação ao desmame.
- Minimiza a assincronia paciente-ventilador.
- Pode-se observar rapidamente quando o paciente começa a apresentar *drive* respiratório, pois se vê o disparo das ventilações espontâneas em qualquer momento.
- Ao trocar o modo de pressão bifásica para espontâneo, faz-se sem que haja desgaste prévio do paciente com assincronias e consequentes lesões musculares diafragmáticas, que podem aumentar a chance de insucesso no processo de desmame. Dessa forma, optar pelo modo de pressão bifásica potencialmente pode otimizar o desmame e a transição de modos mandatórios para espontâneos.

Embora o modo de pressão bifásica seja confortável e apresente boa sincronia, é preciso tomar alguns cuidados:

- Passar o paciente para o modo espontâneo assim que tiver critérios para tal, caso contrário, corre-se o risco de aumentar o tempo de intubação.
- O limite de pressão alta deve estar sempre ajustado corretamente para assegurar que não ocorram barotraumas.
- Avaliar o risco-benefício de usar ventilações espontâneas para aumentar o V_{min} do paciente.

São contraindicações:

- Pacientes que tenham indicação de ventilação volumétrica.
- Quando for obrigatório garantir um valor predeterminado de volume.

A Tabela 1 resume os nomes dos modos com suas respectivas marcas e modelos, nome das pressões, quantas pressões são ajustadas e se sincronizam ou não a ciclagem.

TABELA 1   Resumo dos modos bifásicos disponíveis no mercado e suas características.

Modo	Ventilador	Marca	Pressões	Delta-P sobre PEEPH	Ciclagem
BiLevel	PB 840/980	Medtronic	PEEPH/L e PSV	Sim, se PSV + PEEPH > PEEPL	Sincroniza
BPRV	Newport e360	Medtronic	P_{ins}/PEEP e PSV	Não CPAP em PEEPH	Não
Bi-Vent	Servo U-I-S	Maquet	P_{alta}/PEEP e 2 PSV	Sim, ajusta PSV sobre PEEPH/L	-
PC-BIPAP	InfinityV500, XL	Drager	P_{ins}/PEEP e PSV	Não CPAP em PEEPH	Sincroniza

(continua)

TABELA 1 Resumo dos modos bifásicos disponíveis no mercado e suas características. *(continuação)*

Modo	Ventilador	Marca	Pressões	Delta-P sobre PEEPH	Ciclagem
BiNível	Engstron/C5	GE	P_{alta}/P_{baixa} e PSV	Sim, se PSV + PEEPH > PEEPL	Sincroniza
BiNível-VG	Engstron/C5*	GE	P_{alta}/P_{baixa} e PSV	Combina modo BiNível com PRVC	-
DuoPap	G5/Galileo	Hamilton	P_{alta}/P_{baixa} e PSV	Sim, se PSV + PEEPH > PEEPL	Não
Biphasic	Avea/Vela	Carefusion	PEEPH/L e 2 PSV	Sim, ajusta PSV sobre PEEPH/L	Sincroniza

Fonte: elaborado pelo autor.

Considerações da literatura

- Perfusão de áreas dependentes é melhor do que em modos convencionais: permite ventilações espontâneas nos dois níveis de pressão.
- Pacientes em uso do modo bifásico reduziram 43,2% do uso de opioides em comparação com pacientes que foram ventilados em modo A/C ou SIMV com PSV, pela melhor sincronização e consequente redução do desconforto respiratório.
- Um estudo em coorte prospectivo com pacientes pós-cirurgia cardíaca mostrou a redução dos dias de ventilação e de uso de sedação de benzodiazepínicos em ventilados em modo bifásico.
- As estratégias bifásica e APRV ganharam popularidade por causa da habilidade de reduzir o nível de sedação e bloqueio neuromuscular.
- Melhora as trocas gasosas e mantém menores pressões de pico quando comparada com modos convencionais de ventilação.

Ventilação com liberação de pressão nas vias aéreas

A ventilação sincrônica mandatória do tipo APRV (do inglês *airway pressure release ventilation*) possui características similares à ventilação bifásica, diferenciadas pelo fato de que na APRV a relação I:E é invertida em 4:1 ou mais.

Utilizar APRV quando houver necessidade de manutenção de ventilação espontânea, do recrutamento alveolar com potencial melhora das trocas gasosas e redução do espaço morto e da assincronia. Pode ser usado em pacientes com síndrome do desconforto respiratório agudo (SDRA) como estratégia protetora, desde que gere baixos volumes correntes. Deve-se observar o volume minuto gerado independentemente da realização ou não do ajuste de pressão de suporte.

A APRV apresenta a proposta de ofertar uma ventilação protetora pulmonar para garantir a estabilidade alveolar e prevenir a hiperdistensão dos alvéolos, melhorando as trocas gasosas ao mesmo tempo que protege o tecido. Assim, deve-se ponderar os valores das pressões utilizadas, a PEEPH costuma ser uma pressão mais próxima à pressão média de vias aéreas do que da pressão inspiratória limite. Deve-se proteger a *driving pressure* em um delta máximo de 15 cmH$_2$O para garantir a proteção pulmonar, mesmo sabendo que as consequências desses ajustes pressóricos resultarão em volumes correntes baixos, hipercapnia e por vezes PEEP intrínseca. Os *releases* são suspiros expiratórios (breves janelas expiratórias) e justamente têm a função de auxiliar na eliminação de gás carbônico. Entretanto, deve-se lembrar de que a APRV é um modo de hipercapnia permissiva. A possibilidade de realizar ventilações espontâneas em PEEPH melhora o conforto desse modo que é, por natureza, antifisiológico e reduz a assincronia, permitindo que os níveis de sedação sejam menores quando comparados a um modo de relação I:E invertida sem válvula expiratória ativa (Figura 7).

O modo APRV é contraindicado em situações que não se pode permitir a presença de autoPEEP e hipercapnia. Entretanto, não há

TABELA 2 Resumo dos modos APRV disponíveis no mercado e suas características.

Modo	Ventilador	Marca	Pressões	P sobre PEEPH	Ciclagem
BiLevel	PB 840/980	Medtronic	PEEPH/L e PSV	Sim, se PSV + PEEPH > PEEPL	Sincroniza
BPRV	Newport e360	Medtronic	P_{ins}/PEEP e PSV	Não CPAP em PEEPH	Não
Bi-Vent	Servo U-I-S	Maquet	P_{alta}/PEEP e 2 PSV	Sim, ajusta PSV sobre PEEPH/L	-
PC-APRV	InfinityV500, XL	Drager	P_{ins}/PEEP e PSV	Não CPAP em PEEPH	Sincroniza
BiNível	Engstron/C5	GE	P_{alta}/P_{baixa} e PSV	Sim, se PSV + PEEPH > PEEPL	Sincroniza
BiNível-VG	Engstron/C5*	GE	P_{alta}/P_{baixa} e PSV	Combina modo BiNível com PRVC	-
APRV	G5/Galileo	Hamilton	P_{alta}/P_{baixa} e PSV	Sim, se PSV + PEEPH > PEEPL	Não
APRV	Avea/Vela	Carefusion	PEEPH/L e 2 PSV	Sim, ajusta PSV sobre PEEPH/L	Sincroniza

Fonte: elaborado pelo autor.

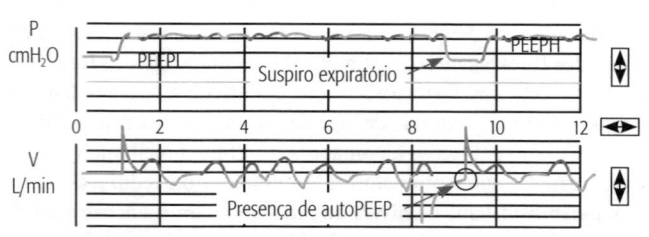

FIGURA 7   APRV (relação I:E invertida) com valores pressóricos menores do que em modo pressórico convencional, com as espontâneas sobre a PEEPH (traçado mais forte) e os suspiros exalatórios para eliminar CO_2.

relatos na literatura sobre o uso em pacientes com DPOC ou hipertensão intracraniana.

O desmame deve ser feito retornando a relação I:E para valores fisiológicos e posteriormente prosseguir como em qualquer outro modo pressórico.

Observar que em alguns ventiladores o mesmo modo que faz ventilação bifásica faz APRV. Nesses casos, o que vai definir se o modo usado é bifásico ou APRV é a relação I:E programada. Por exemplo, o modo BiLevel será bifásico quando a relação I:E programada for normal e o APRV o será se a relação I:E programada for invertida.

São considerações sobre APRV encontradas na literatura: melhora nas trocas gasosas, função cardíaca e na circulação sistêmica, melhor conforto e sincronia quando comparado com um modo de relação I:E invertida que não permite incursões sobre a pressão inspiratória, redução da necessidade de sedação, melhora da ventilação das áreas dependentes do pulmão, melhora da relação V/Q.

Entretanto, os estudos do modo APRV o comparam com modos convencionais de ventilação pressórica, mas não com estratégia protetora pulmonar. Com isso, não se tem dados suficientes para saber se a APRV é melhor, igual ou pior do que a estratégia protetora para ventilar pacientes com SDRA.

VENTILAÇÃO SINCRÔNICA ESPONTÂNEA

O modo espontâneo de VM mais conhecido e usado é a PSV, que consiste em enviar um valor pré-programado de pressão quando o paciente disparar o ventilador. Acreditava-se que em PSV, por ser um modo em que o paciente tem maior autonomia, a taxa de assincronia fosse muito baixa, entretanto hoje se sabe que a PSV também apresenta altas taxas de assincronia, sendo muito comum acontecerem esforços inefetivos diafragmáticos que apresentam consequente lesão muscular diafragmática e podem impactar no sucesso do desmame e extubação pelo excesso de assistência que os pacientes costumam receber.

Ventilação assistida ajustada neuralmente (NAVA)

É um modo ventilatório que oferece suporte inspiratório proporcional à atividade elétrica do diafragma (Edi, do inglês *electric activity of the diaphragm*) em duração e intensidade. Para isso, é necessário utilizar um cateter esofagogástrico que capte a atividade elétrica do diafragma e a utilize para disparar e ciclar o ventilador, bem como sinalize o nível de esforço gerado por esse músculo, o que indica a demanda ventilatória necessária para cada incursão respiratória. Assim, se é gerada maior atividade elétrica diafragmática, significa que a contração desse músculo será maior para atender uma maior demanda e vice-versa. O cateter possui dez eletrodos e deve ser locado no terço distal do esôfago e também será utilizado para alimentação (Figura 8).

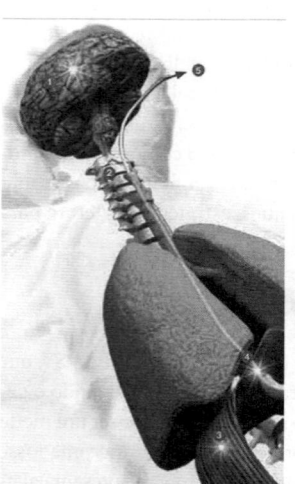

O centro respiratório envia um comando que se propaga pelo nervo frênico excitando o diafragma. O cateter Edi, com seus eletrodos posicionados no terço distal do esôfago, capta a atividade elétrica desse músculo e sensibiliza o ventilador mecânico que sincroniza a ventilação ofertada aos pulmões na proporção dos esforços respiratórios do paciente.

1. centro respiratório
2. trajeto do nervo frênico
3. diafragma
4. cateter Edi
5. Sinal Edi enviado ao ventilador

FIGURA 8   Cateter Edi e o trajeto do estímulo ventilatório.

Uma vez posicionado corretamente o cateter é fixado e começa a captar a Edi, sendo possível monitorá-la na tela. O ajuste feito se chama NAVA *level* ou nível de NAVA, que nada mais é do que um ajuste de quantos cmH_2O devem ser administrados por microvolt (mcV) de Edi. Dessa forma, o nível de NAVA converte a atividade elétrica do diafragma em pressão de auxílio ao paciente (Figura 9).

Para segurança, ajusta-se os valores de Edi_{max} e Edi_{min} para impedir respostas pressóricas indesejadas. A pressão máxima alcançada nas vias aéreas será o resultado da multiplicação de (Edi_{max} – Edi_{min}) pelo nível de NAVA somado ao valor da PEEP ajustada.

O disparo do ventilador pode ser dado por *trigger* neural ou pneumático (convencional), o que for detectado primeiro. O *trigger* neu-

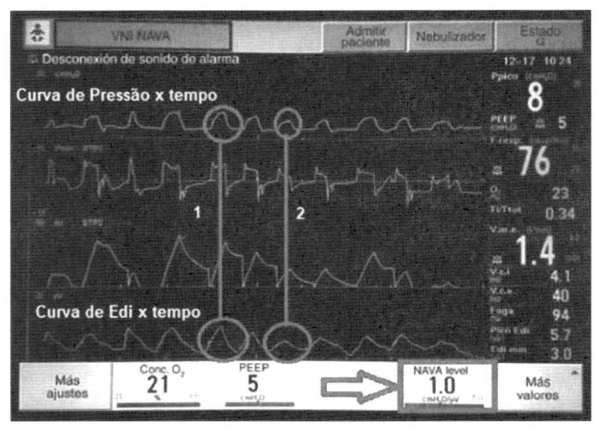

1. Quanto maior a Edi, maior a presão inspirada
2. Quanto menor a Edi, menor a pressão ofertada
A seta indica o ajuste do Nível de Nava DE 1.0 cmH2O/microvolt

FIGURA 9   Nível Nava.

ral normalmente é mais rápido e pode disparar o ventilador com uma variação de 0,5 mcV da Edi, fazendo o tempo de resposta do modo chegar em torno de 50 ms (Figura 10). Já a ciclagem ocorre quando há queda da Edi para 40 a 70% do pico máximo da Edi detectada e é ajustada automaticamente. Dessa forma, espera-se melhor sincronia de disparo e ciclagem.

O uso de NAVA é indicado para pacientes em assincronia com *drive* respiratório, com PEEP intrínseca, ventilados em modo espontâneo na presença de vazamentos, podendo ser usado para ventilação invasiva e não invasiva. Entretanto, deve-se ter cuidado com a passagem e a manutenção do cateter do NAVA em pacientes com doenças oronasais ou esofágicas.

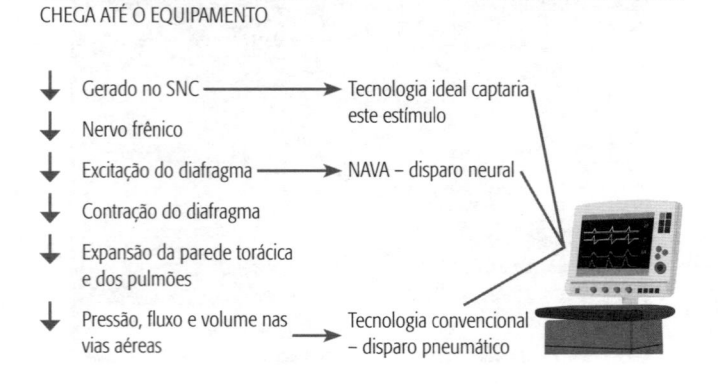

COMO O ESTÍMULO VENTILATÓRIO CHEGA ATÉ O EQUIPAMENTO

O EQUIPAMENTO DISPARA

↓ Gerado no SNC ⟶ Tecnologia ideal captaria este estímulo

↓ Nervo frênico

↓ Excitação do diafragma ⟶ NAVA – disparo neural

↓ Contração do diafragma

↓ Expansão da parede torácica e dos pulmões

↓ Pressão, fluxo e volume nas vias aéreas ⟶ Tecnologia convencional – disparo pneumático

FIGURA 10 Como o estímulo neural gerado no sistema nervoso central do paciente chega até o equipamento para poder dispará-lo.

Quanto às considerações encontradas na literatura, a principal evidência é de que a NAVA está associada à melhora da sincronia entre o paciente e o ventilador quando comparada à PSV.

MODOS DE DESMAME AUTOMÁTICO: SMARTCARE E ASV-INTELLIVENT

Os modos de desmame automático são capazes de fazer ajustes, avaliar as respostas e readequá-las automaticamente com o objetivo de otimizar o desmame e consequentemente diminuir o tempo de VM e internação, melhorando os desfechos dos pacientes e oferecendo maior segurança ao processo de desmame.

Pode-se considerar que esses modos são uma evolução dos duais, pois também funcionam pelo sistema de *closed-loop* (retroalimentação), garantem o volume e reajustam os parâmetros automaticamente, levando em consideração a mecânica pulmonar e alterações de complacência. Porém, adicionam a capacidade de considerar as alterações de demanda ventilatória do paciente. Assim, existe uma "inteligência" para realizar os melhores ajustes, pois passam a utilizar dados fisiológicos para retroalimentar o sistema, otimizar os ajustes e consequentemente o desmame.

SmartCare

O SmartCare é um modo de desmame automático de alça fechada. Utiliza uma plataforma de inteligência artificial para auxiliar no desmame ventilatório. O programa incorpora a PSV e modifica a entrega com base em diversas variáveis do paciente. Assim, o SmartCare é um modo espontâneo de VM.

Ao iniciar esse modo, deve-se colocar as seguintes informações:

- Peso corporal do paciente (peso predito).
- Tipo de umidificação usada: ativa ou passiva.
- Tipo de via aérea artificial: tubo endotraqueal ou traqueostomia.
- FIO_2.

- Histórico médico: presença de problemas neurológicos ou DPOC.
- Se o paciente precisa descansar durante a noite.

É a partir da inserção desses dados que o ventilador determina as regras para ventilar o paciente, como:

- Titulação de PSV.
- Limites de frequência respiratória.
- Limites de FIO_2.
- Pressão parcial expirada de dióxido de carbono ($PECO_2$).

Então o ventilador automaticamente pode modificar o nível de PSV a cada 2 a 4 minutos para manter adequados os parâmetros que foram predeterminados, como:

- Volume corrente.
- Frequência respiratória.
- $PECO_2$.
- "Zona de conforto".

Além disso, possui algoritmos de ventilação para situações específicas como: pacientes com DPOC, hipoventilação, hiperventilação e taquipneia.

Este foi o primeiro modo capaz de fazer modificações na ventilação de maneira automática com base em diversas variáveis fisiológicas. O modo também alerta a equipe da UTI quando a PSV tiver atingido um nível suficiente para que possa ser feito o teste de respiração espontânea (TRE), porém o SmartCare não realiza esse teste sozinho.

Quanto aos relatos na literatura, há resultados mistos quanto a esse modo ser melhor, igual ou pior em relação à redução do tempo e da efetividade do desmame quando comparado com protocolos gerenciados principalmente por fisioterapeutas, porque também depende dos protocolos propostos nos estudos.

Ventilação de suporte adaptativo Intellivent: ASV-Intellivent

O modo ASV-Intellivent é um modo de desmame automático da marca Hamilton e pode ser considerado como uma evolução do modo ASV. Utilizando um algoritmo para escolher a combinação entre Vt e f visa a atingir o V_{min} designado pelo profissional da saúde, pode ofertar ciclos mandatórios e ciclos espontâneos e oferta a mínima pressão de vias aéreas possível. Porém o Intellivent adiciona o uso de um sensor de CO_2 no final da expiração ($ETCO_2$) e um sensor de saturação periférica de O_2 (SpO_2) para ajustar automaticamente PEEP e FiO_2 por uma tabela. Os principais ajustes são: limite de pressão alta, peso corporal ideal e volume minuto.

Ao ajustar o V_{min} desejado, o Intellivent faz cálculos e determina as possíveis combinações entre Vt e f que resultam neste V_{min}-alvo. Também é considerada uma faixa limite segura de Vt e f máxima e mínima para manter o paciente, bem como Vt e f ideal. Dessa forma, o Intellivent busca manter o V_{min}-alvo atingindo Vt e f próximos ao ideal; se não for possível, vai manter o V_{min} dentro de uma faixa de Vt e f seguros. Assim como na ASV, a f pode ser realizada somente pelo ventilador, parcialmente pelo ventilador e parcialmente pelo paciente, ou somente pelo paciente. Dentro dessa f realizada, o ventilador busca atingir o Vt correspondente que resulta no alvo de V_{min}, desde que a resposta pressórica (que considera a mecânica pulmonar) não ultrapasse o limite de pressão alta.

Dentro de todas as retroalimentações que ocorrem, o Intellivent garante o V_{min}-alvo, com combinações de Vt e f seguros que mantém pressões seguras e que se ajustam à mecânica pulmonar do paciente, bem como ajusta a FiO_2 e a PEEP considerando a oximetria e capnografia do paciente. À medida que:

- O *drive* respiratório do paciente melhora, reduz a porção mandatória permitindo a porção espontânea do modo.
- A mecânica respiratória do paciente melhora, reduz as pressões (mandatórias e/ou espontâneas) que regulam o Vt, que juntamente com a f atingem o V_{min}-alvo.
- As trocas gasosas e a ventilação melhoram (verificadas pela oximetria e capnografia), reduz valores de PEEP e FiO_2.

Quando valores compatíveis com o TRE forem atingidos, o Intellivent não somente avisará aos profissionais como realizará o teste e avisará se o paciente passou ou não (Figuras 11, 12 e 13).

São indicações:

- Pacientes com insuficiência respiratória grave para os quais se busca redução do trabalho respiratório e estímulo para respirações espontâneas.
- Quando se quer garantir o V_{min} com adequada proteção pulmonar em pacientes com controle ventilatório (*drive*) instável, com assincronia ou desconforto.

Deve-se ter o cuidado de monitorar a ocorrência de vazamentos ou secreção excessiva que possam comprometer o funcionamento adequado.

As evidências científicas apontam que esse modo tem se mostrado seguro para uso em pacientes mecanicamente ventilados em UTI com diferentes condições pulmonares. As configurações de oxigenação e ventilação automaticamente selecionadas foram diferentes de acordo com a condição pulmonar do paciente.

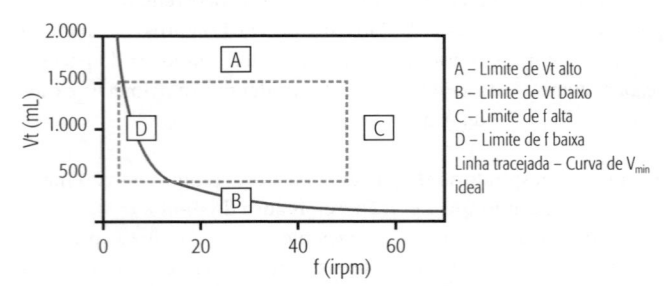

A – Limite de Vt alto
B – Limite de Vt baixo
C – Limite de f alta
D – Limite de f baixa
Linha tracejada – Curva de V_{min} ideal

FIGURA 11   Traçado da linha de V_{min} e normas de proteção

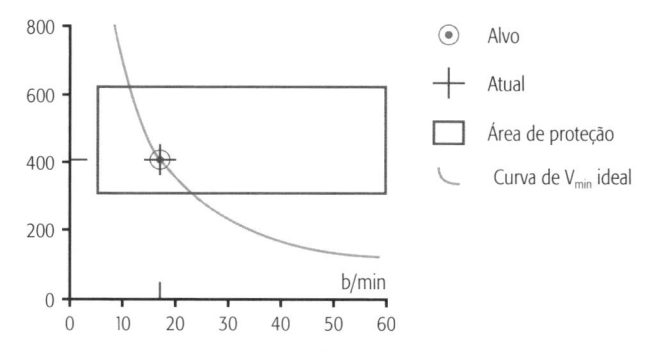

FIGURA 12 Imagem da tela do ventilador com a curva do V_{min} ideal (volume corrente em função da frequência respiratória) em traçado cinza claro. Nessa curva, pode-se ver os limites máximos e mínimos de volume corrente e frequência respiratória (área retangular), o V_{min} alvo e o V_{min} atual, que é o que está sendo realizado no momento.

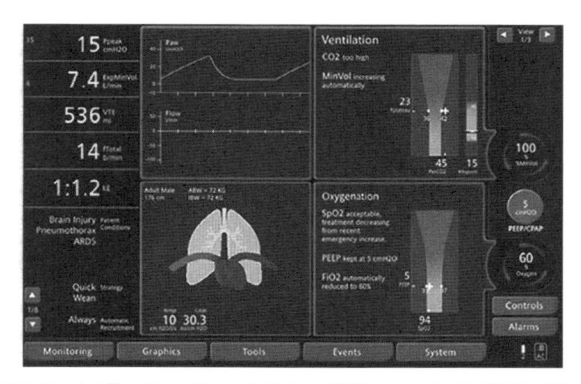

FIGURA 13 Intellivent monitorando SpO_2 e $ETCO_2$ e regulando PEEP e FiO_2.

BIBLIOGRAFIA

Al-Marshad AS. Adaptive support ventilation (ASV) mode, a review of its clinical implementation. Austin Emerg Med. 2016;2(2).

Arnal JM, Garnero A, Novonti D, Demory D, Ducros L, Berric A, et al. Feasibility study on full closed-loop control ventilation (IntelliVent-ASV) in ICU patients with acute respiratory failure: a prospective observational comparative study. Crit Care. 2013;17(5):R196.

Barbas CSV, Isola AM, Farias AMC, et al. Diretrizes Brasileiras de Ventilação Mecânica, 2013. Disponível em: https://edisciplinas.usp.br/pluginfile. php/237544/mod_resource/content/1/Consenso%20VM%202013.pdf.

Pinheiro BV, Holanda MA. Novas modalidades de ventilação mecânica. In: Carvalho CRR. Ventilação mecânica: Volume II – Avançado. CBMI. 2000;9:311-51.

Cawley MJ. Advanced modes of mechanical ventilation: introduction for the critical care pharmacist. J Pharmy Pract. 2017;897190017734766.

Couto LP. Princípios avançados de ventilação mecânica. In: Luque A, Veja JM, Moderno LFO, Sarmento GJV. Tratado de fisioterapia hospitalar: assistência integral ao paciente. São Paulo: Atheneu; 2012.

Kackmareck RM, Pirrone M, Berra L. Assisted mechanical ventilation: the future is now. Anesthesiology. 2015;15:110-3.

Sakurai D, Kanzato R. Assistência ventilatória ajustada neuralmente. Pulmão RJ. 2011;20(3):29-33.

Selim B, Ramar K. Advanced positive airway pressure modes: adaptive servo ventilation and volume assured pressure support. Expert Review of Medical Devices, 2016;13(9):839-51.

Taniguchi C, Victor ES, Pieri T, Henn R, Santana C, Giovanetti E, et al. Smart care versus respiratory physiotherapy – driven manual weaning for critically ill adult patients: a randomized controlled trial. Crit Care. 2015;19:246-55.

Ventilação não invasiva durante o exercício em pacientes com insuficiência cardíaca descompensada

Igor Gutierrez Moraes
Wellington Pereira Yamaguti

INTRODUÇÃO

A insuficiência cardíaca constitui um importante problema de saúde pública, em que a dispneia e fadiga durante o exercício ou atividades da vida diária representam a principal manifestação clínica dos sintomas.[1]

Os mecanismos da dispneia na insuficiência cardíaca não são totalmente conhecidos; todavia, os principais fatores incluem: aumento da demanda ventilatória, presença de distúrbios ventilatórios restritivos, fraqueza dos músculos inspiratórios ou a combinação de todos esses.[2]

O ciclo vicioso da insuficiência cardíaca têm início com dois principais sintomas: fadiga e dispneia. A interrupção precoce ao exercício resulta em restrições das atividades da vida diária, consequente limitação da capacidade funcional e descondicionamento, resultando na piora dos sintomas e menor tolerância ao exercício.

Nesse sentido, para combater esse ciclo vicioso, a reabilitação cardíaca com foco no exercício físico tem sido reconhecida nos últimos anos como componente fundamental no tratamento da insuficiência cardíaca, cujos objetivos principais são combater o descondicionamento de forma individual, melhorar a capacidade funcional e promover o retorno para o trabalho e as atividades sociais.

Os efeitos da ventilação não invasiva (VNI) também têm sido investigados nas funções pulmonar, cardíaca e muscular periférica de pacientes com insuficiência cardíaca crônica. Em um estudo prévio, 24 pacientes com insuficiência cardíaca classes funcionais II e III foram submetidos a 30 minutos de terapia com pressão positva contínua nas vias aéreas (CPAP), durante 14 dias em regime ambulatorial. Esses autores demonstraram aumento significativo da capacidade vital forçada (CVF) e consequente aumento da tolerância ao exercício.[3] A função cardíaca foi investigada em um outro estudo envolvendo 10 pacientes com diagnóstico de insuficiência cardíaca crônica e avaliou os efeitos da utilização de CPAP (10 cmH$_2$O) por 60 minutos, 5 vezes por semana durante 1 mês. Foram analisados ecocardiograma e ergoespirometria antes e após 30 dias da intervenção. O estudo demonstrou aumento de 19,59% na fração de ejeção do ventrículo esquerdo (FEVE), e aumento no tempo de exercício, além de diminuir o consumo de oxigênio e a produção de dióxido de carbono (VCO$_2$) de repouso.[4] Além dos efeitos pulmonares e cardíacos, a VNI pode otimizar o desempenho físico de tais pacientes por aumentar a oxigenação na microcirculação da musculatura periférica, melhorar o fluxo sanguíneo local e, dessa forma, reduzir a fadiga de músculos periféricos durante o exercício.[5]

A estratégia de utilização adjuvante da VNI durante o exercício tem sido amplamente empregada em pneumopatas crônicos, com o objetivo de diminuir o trabalho respiratório decorrente do esforço físico e aumentar a tolerância ao exercício. Um estudo randomizado cruzado avaliou 20 pacientes com doença pulmonar obstrutiva crônica (DPOC) e volume expiratório forçado no primeiro segundo (VEF$_1$) médio de 27% do peso predito, comparando a situação *controle* em vigência de oxigênio com a situação *intervenção* em vigência de VNI durante o teste de caminhada de 6 minutos. Esse estudo demonstrou aumento da oxigenação, redução da dispneia e aumento na distância percorrida na situação *intervenção*.[6] Em pacientes com fibrose pulmonar idiopática, o uso da VNI durante um teste de exercício submáximo na modalidade de

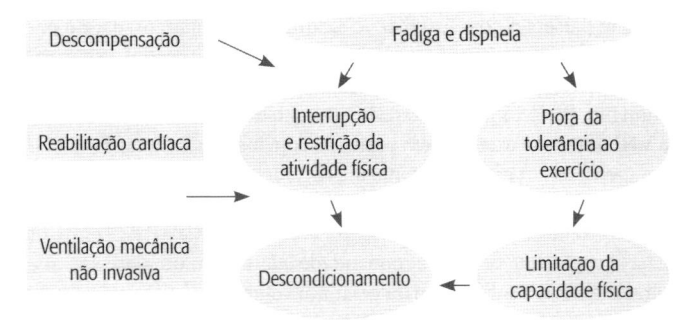

FIGURA 1   Ciclo vicioso da insuficiência cardíaca com dois grandes disparadores: fadiga e dispneia. Esses sintomas podem ocasionar interrupção e restrição da atividade física e limitação da capacidade física, contribuindo com o descondicionamento e a piora da tolerância ao exercício. Quadros de descompensação acentuam todos esses sintomas. Todavia a reabilitação cardíaca, atualmente com nível A de evidência na literatura, colabora com a quebra desse ciclo. A ventilação mecânica não invasiva também tem sido utilizada de forma isolada com benefícios do ponto de vista respiratório, cardíaco e muscular periférico.

ventilação proporcional assistida também promoveu menor percepção de esforço e aumento significativo no tempo total de *endurance*.[7]

Em pacientes com insuficiência cardíaca crônica estável, há um único estudo utilizando a VNI durante o exercício. Nesse estudo, foram avaliados 12 pacientes com insuficiência cardíaca avançada e FEVE média de $24 \pm 3\%$. Na situação *controle* foi utilizado CPAP com $1\ cmH_2O$ e na situação *intervenção*, CPAP com $4,8 \pm 0,2\ cmH_2O$ e pressão de suporte (PS) com o mesmo nível ajustado ($4,8 \pm 0,2\ cmH_2O$) durante um teste submáximo de exercício com carga constante. Os resultados desse estudo demonstraram redução do trabalho respiratório, redução do desconforto nos membros inferiores e aumento da tolerância ao exercício físico na situação *intervenção*.[2]

Em pacientes com insuficiência cardíaca descompensada, e o objetivo de minimizar as complicações secundárias ao reestabelecimento da homeostase, são instituídas alternativas que contribuem com o aumento da tolerância ao exercício. Recentemente, um estudo utilizou a VNI durante o exercício em pacientes com insuficiência cardíaca descompensada em caráter hospitalar. Nele, foram avaliados 13 pacientes com insuficiência cardíaca avançada durante o período de descompensação cardíaca. Na situação *controle* foi utilizado um CPAP de 4 cmH$_2$O, e na situação *intervenção*, a modalidade *bilevel* com uma pressão inspiratória (IPAP) suficiente para gerar um volume corrente de 6 a 8 mL/kg e uma pressão expiratória (EPAP) de 10 cmH$_2$O. Os resultados demonstraram aumento significativo no tempo de *endurance* durante o teste de carga constante, com melhor resposta nos pacientes mais graves pertencentes à classe funcional III da NYHA.[8]

Dessa forma, a VNI torna-se uma ferramenta útil, com o objetivo de aumentar a tolerância ao exercício e minimizar os efeitos deletérios decorrentes do período de internação. A partir dos resultados desse estudo podem-se sugerir as seguintes indicações e contraindicações do programa de treinamento:

- Indicações:
  - Portadores de insuficiência cardíaca classe funcional II ou III da NYHA.
  - Sem déficit cognitivo ou motor.
  - Doses baixas de drogas vasoativas (dobutamina ≤ 9 mcg/kg/min).
- Contraindicações:
  - Angina instável.
  - Infarto agudo do miocárdio ou cirurgia cardíaca recente ≤ 1 ano.
  - Fibrilação atrial ou bloqueio atrioventricular de 3º grau.
  - Vômito.
  - Instabilidade cardiorrespiratória.

PARAMETRIZAÇÃO E AJUSTES DA VENTILAÇÃO MECÂNICA NÃO INVASIVA

A VNI poderá ser ajustada na modalidade *bilevel* com IPAP suficiente para gerar um volume corrente de 6 a 8 mL/kg e EPAP de 10 cmH$_2$O. A fração inspirada de oxigênio (FiO$_2$) poderá ser ajustada para manter uma saturação periférica de oxigênio (SpO$_2$) ≥ 90%.

TITULAÇÃO DA CARGA DE TREINAMENTO

Existem diversas estratégias para estimular a realização da atividade física durante a descompensação cardíaca. O exercício com cicloergômetro é uma estratégia que permite trabalhar com o paciente monitorado e sem a necessidade de deslocamento para outro local pensando em sua segurança. A titulação da carga de treinamento poderá ser realizada conforme a descrição da Tabela 1.

TABELA 1   Titulação da carga de treinamento

Aquecimento	3 minutos sem carga		
Carga inicial	10 watts		
Incremento	25 watts/min		
Velocidade	60 rpm		
Monitoração	FC, SpO$_2$, pressão arterial e escala de Borg a cada minuto		
Incremento da carga	Até que o paciente relate desconforto respiratório compatível com 13 a 15 pontos na escala de Borg e/ou não mantenha as rotações. A carga de treinamento considerada será a anterior à interrupção.		
3 minutos de aquecimento com carga livre	10 watts	25 watts	50 watts
		Exercício progressivo	

Fonte: Adaptado de https://www.ncbi.nlm.nih.gov/pubmed/24189212

TREINAMENTO

Utilizando a carga titulada anteriormente, o treinamento físico com cicloergômetro poderá ser contínuo ou intervalado. Durante o período de treinamento deverão ser utilizados critérios de interrupção do teste como: 70% da FC máxima, pressão arterial sistólica superior a 180 mmHg, queda de 20% na pressão arterial sistólica ou diastólica, $SpO_2 \leq 88\%$, escala de Borg > 13 a 15 pontos ou caso o paciente não mantenha 60 rpm. O período de treinamento deverá aumentar progressivamente de acordo com a tolerância do paciente, respeitando sempre os critérios de interrupção para a segurança.

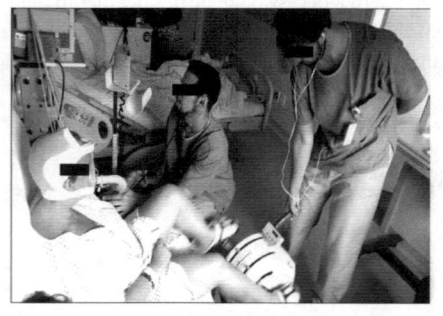

FIGURA 2   Ventilação mecânica não invasiva durante o período de treinamento com cicloergômetro. O paciente deve realizar um período de aquecimento da musculatura pedalando por 3 minutos sem carga. Em seguida, o exercício será desenvolvido utilizando a carga determinada previamente e respeitando os critérios de interrupção mencionados.

BIBLIOGRAFIA

Azevedo JC, Carvalho ER, Feijó LA, Oliveira FP, Menezes SL, Murad H. Effects of continuous positive airway pressure on the airway of patients with chronic heart failure. Arq Bras Cardiol. 2010;95(1):115-21.

Da Silva VZM, Lima A, Cipriano GB, Da Silva ML, Campos FV, Arena R, et al. Noninvasive ventilation improves the cardiovascular response and fatigability during resistance exercise in patients with heart failure. J Cardiopulm Rehabil Prev. 2013;33(6):378-84.

Dreher M, Storre JH, Windisch W. Noninvasive ventilation during walking in patients with severe COPD: a randomized cross-over trial. Eur Respir J. 2007;29(5):930-6.

Moderno EV, Yamaguti WP, Schettino GP, Kairalla RA, Martins MA, Carvalho CR. Effects of proportional assisted ventilation on exercise performance in idiopathic pulmonary fibrosis patients. Resp Med. 2010;104(1):134-41.

Moraes IG, Kimoto KY, Brandmüller MV, Grams ST, Yamaguti WP. Adjunctive use of noninvasive ventilation during exercise in patients with decompensated heart failure. Am J Cardiol. 2017;119(3):423-7.

O'Donnell DE, D'Arsigny C, Raj S, Abdollah H, Webb KA. Ventilatory assistance improves exercise endurance in stable congestive heart failure. Am J Respir Crit Care Med. 1999;160(6):1804-11.

Piña IL, Apstein CS, Balady GJ, Belardineli R, Chaitman BR, Duscha BD, et al.; American Heart Association Committee on Exercise, Rehabilitation, and Prevention. Exercise and heart failure: a statement from the American Heart Association Committee on Exercise, Rehabilitation, and Prevention. Circulation. 2003;107(8):1210-25.

Wittmer VL, Simões GM, Sogame LC, Vasquez EC. Effects of continuous positive airway pressure on pulmonar function and exercise tolerance in patients with congestive heart failure. Chest. 2006;130(1):157-63.